ビジュアル版

自律神経の整え方

理学療法士
柿澤 健太郎

彩図社

はじめに

近頃は新型コロナウイルスによるパンデミックや戦争など、ネガティブな感情を抱いてしまうニュースがよく耳に飛び込んできます。そのせいで気が滅入《めい》ったり、それと連動するように、どことなく体の不調を感じることが増えた人もいるでしょう。

それもそのはずで、心と体はつながっているのです。**心と体をつなぐもの、それこそが自律神経です。**

自律神経は体の中で「生きるために必要な体調のコントロール」をしてくれています。血液が循環して体温を一定に保つ、食べた物を内臓が消化する、緊張して心臓が高鳴るといった事柄は、すべて自律神経が担っています。自律神経が24時間休むことなく体中で働いているおかげで、私たちは生活できています。

自律神経はとても素直です。嬉しいことがあれば一緒に喜び、悲しいことがあれば一緒に落ち込みます。その変化は体にも表れます。悲しいことや憂鬱《ゆううつ》なことが続けば、体は重く食欲だって湧きません。鏡を見れば気持ちと一緒に背中も丸くなっています。

慢性的な肩こり・腰痛・頭痛・倦怠感《けんたいかん》、ｅｔｃ……。これらは自律神経が乱れたときに体に表れる症状の一部です。その症状が進行すると、うつ病や自律神経失調症といった精神症状が表れるケースもあります。

自律神経が乱れる原因は心と体がストレスを感じるからです。しかし、多様で忙しい現代社会においてストレスをなくすことは残念ながらできません。そこで、**自分の心と体に向き合うことでストレスと上手に付き合い、健康な体を手に入れる**ことが本書のコンセプトになります。

体に対しては、**誰でも簡単にできるストレッチ**を多数ご紹介します。心に対しては、安心感や肯定的な思考が身につく簡単なチェックシートを用意しています。

私は理学療法士として研鑽《けんさん》を積むなかで、**「心と体」がどちらも健康であることが「健やかに生きること」**であるという考えに行きつきました。**その要となるのが自律神経**です。気負わずに、リラックスして取り組んでみてください。

本書を通して皆さまの健康のお役に立てれば幸いです。

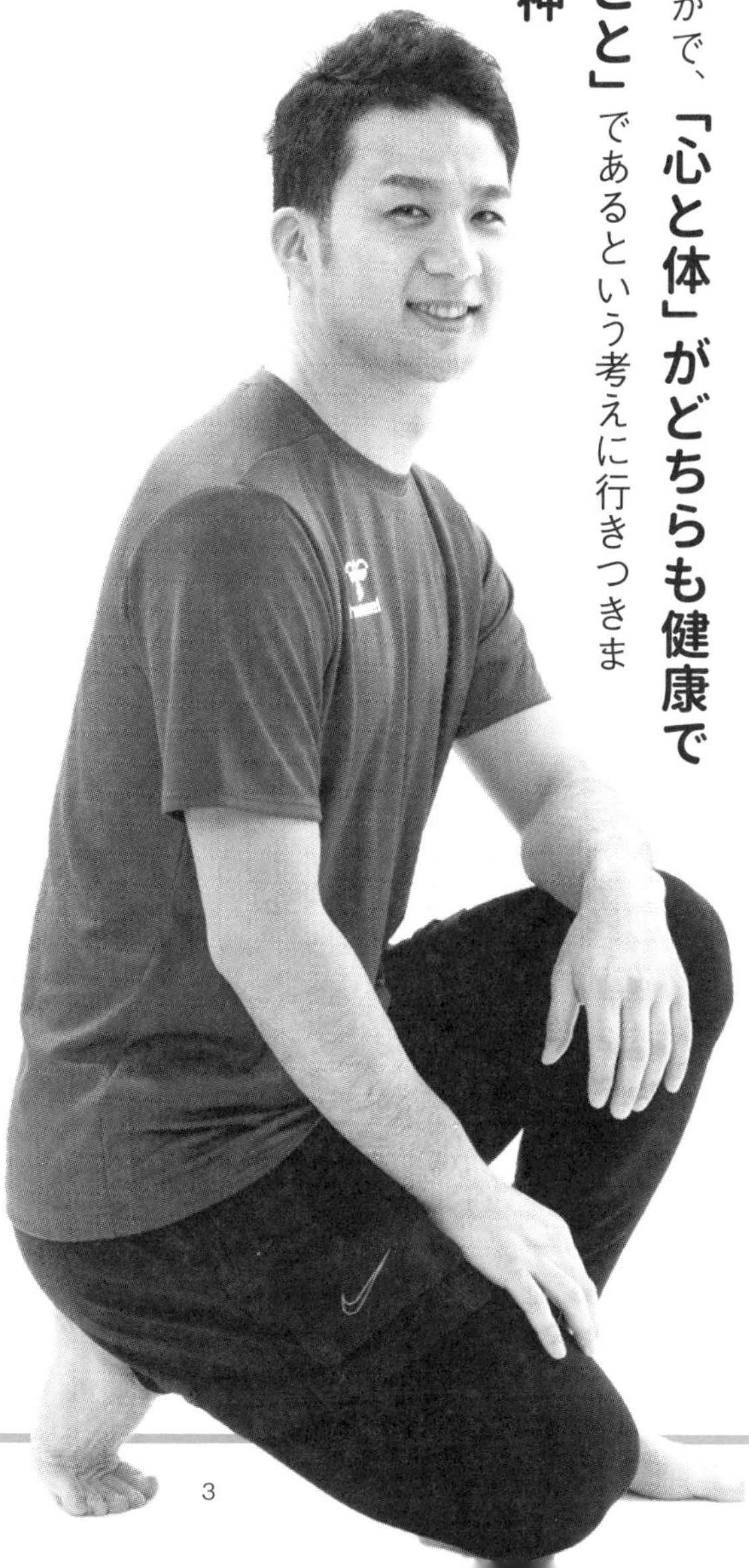

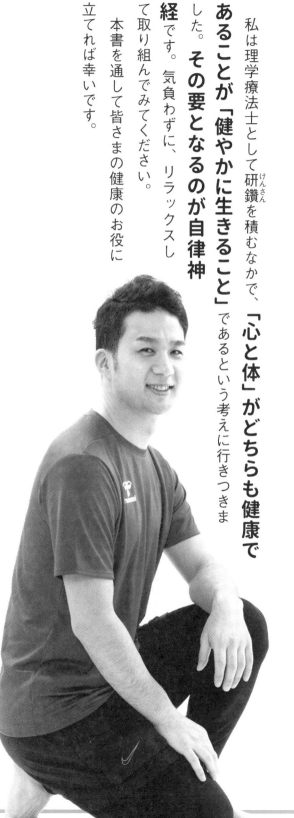

理学療法士

柿澤健太郎（かきざわ・けんたろう）

2009年、理学療法士免許取得。
整形外科病院、訪問リハビリ、心身障がい者施設にて延べ1万回以上の施術経験を有する。
2015年、世界20カ国500人以上に施術し、各国で日本の技術の効果を示し帰国。培った経験と知識をもとに1人1人の状態に合った原因追究や、自律神経の観点から不調を解消する施術を展開。

もくじ

●ご注意

自律神経は年齢、性差などによって症状としての表れ方が人それぞれ異なります。中にはしかるべき専門機関での検査・治療が必要となる場合もありますので、本書内に掲載の症状がある場合は専門機関への受診を併せて行ってください。

西洋医学、東洋医学、代替医療、民間療法を含めて数多くの考え方がある中で、どの側面にも否定的であってはいけません。全く同じ人間はいませんので、その方に合った改善にどれだけ貢献できるかが全てだと思います。

その中でも、本書で紹介するのは現場で患者さんと本気で向き合い改善へと歩みを共にする理学療法士が推奨する考え方です。「精神疾患」や、「自律神経失調症」に対しての改善方法の一端を担っている、「心理療法」「認知行動療法」と「ストレッチをはじめとした運動療法」について記しています。

本書の実践法は自律神経のみならず、人生を豊かにする根幹が詰まった一冊となりますので、ぜひ素直な心で読み進めていただければ幸いです。

1章

自律神経とは何か？

健康を保つ自律神経の働き

自律神経は体を守る司令塔

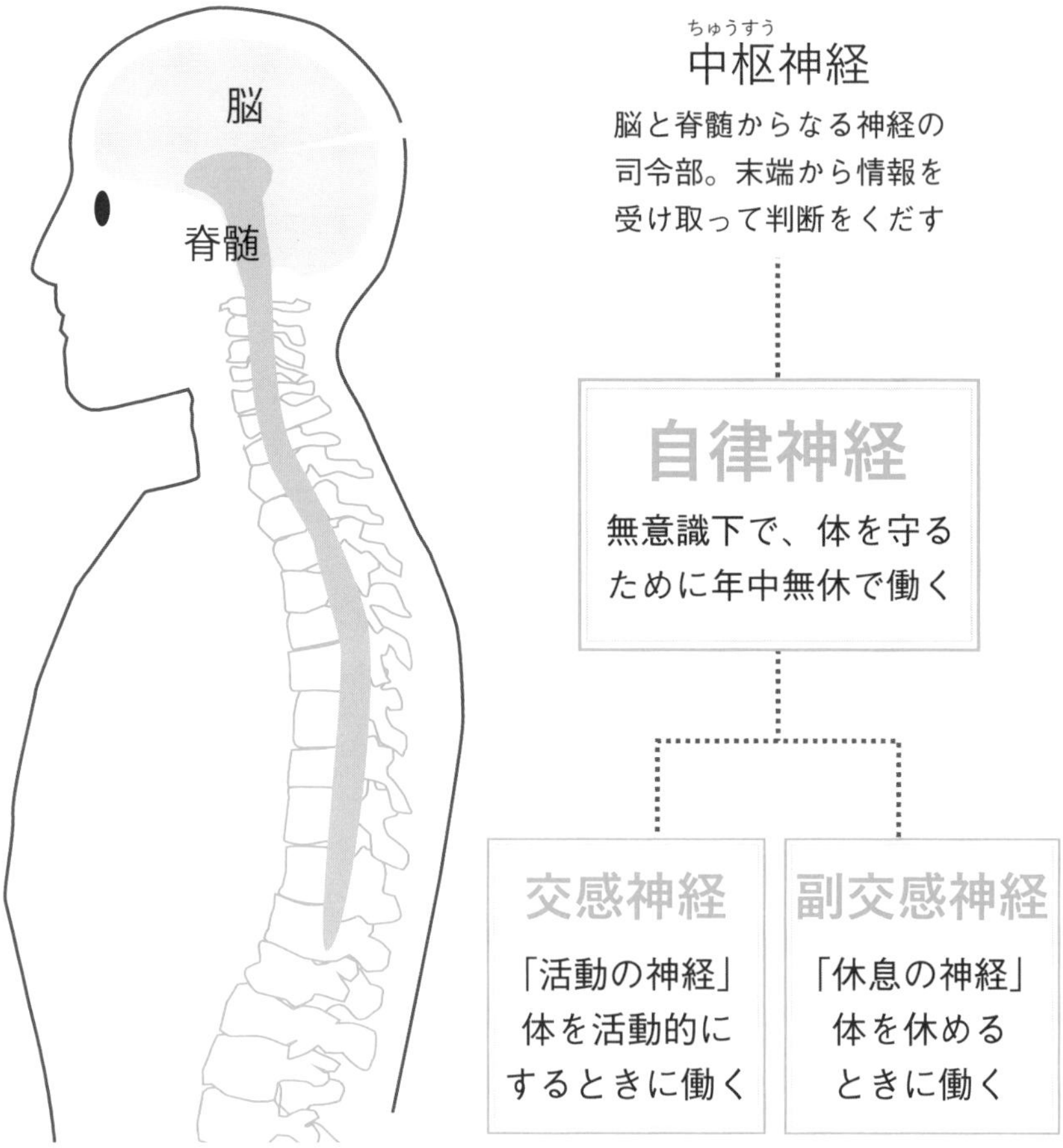
脳
脊髄
中枢《ちゅうすう》神経
脳と脊髄からなる神経の司令部。末端から情報を受け取って判断をくだす
自律神経
無意識下で、体を守るために年中無休で働く
交感神経
「活動の神経」体を活動的にするときに働く
副交感神経
「休息の神経」体を休めるときに働く

自律神経の役割

全力で１００メートルを走った後は心臓が高鳴って呼吸も速くなり、少し休むと自然と脈拍も呼吸も元に戻りますよね。

これが「自律神経」の働きです。自律神経は**24時間３６５日絶え間なく働き、内臓や血管を調節して体の状態を一定に保つ**ように指令を送っているのです。

交感神経と副交感神経

自律神経は大きく「交感神経」と「副交感神経」の２つに分けられます。

簡単に言うと**交感神経がアクセルの働きを、副交感神経がブレーキの働きを担います**。交感神経が活発に

体を活動させる交感神経、休ませる副交感神経

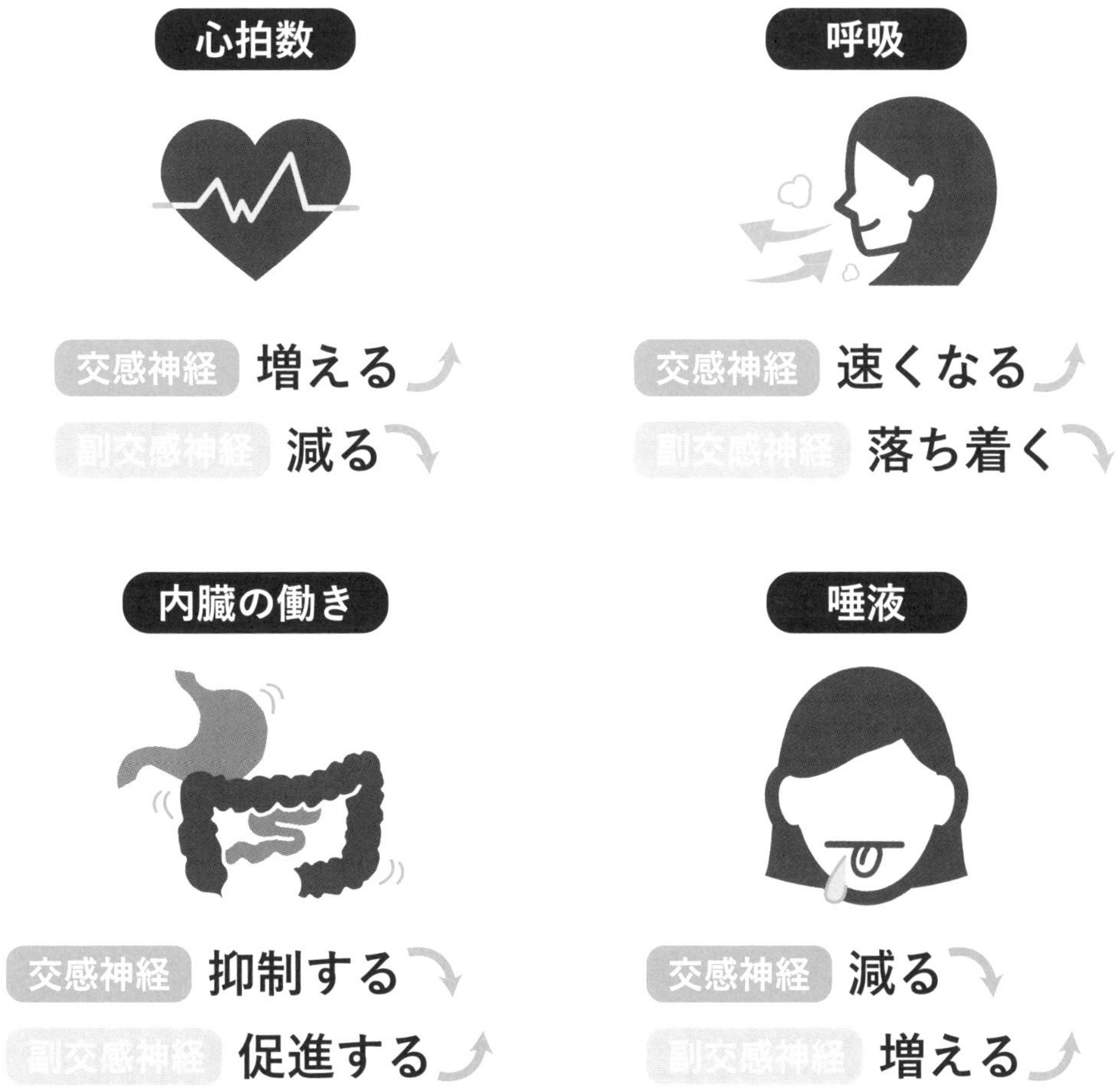
心拍数
交感神経 増える
副交感神経 減る
呼吸
交感神経 速くなる
副交感神経 落ち着く
内臓の働き
交感神経 抑制する
副交感神経 促進する
唾液
交感神経 減る
副交感神経 増える

なると体の器官を覚醒・促進状態にし、副交感神経は臓器や器官をリラックスさせエネルギーを保存、回復させる働きがあります。リラックスした状態では脈拍はゆっくりになり、深い呼吸ができます。

　体をスムーズに動かすために2つの神経はお互いに作用しあいバランスをとります。

交感神経は悪者ではない

　世間的には「交感神経が優位だと体に悪い」というイメージがありますが、**運動中や仕事中の心身に対する負荷から体を守るために真っ先に働くのが交感神経**です。交感神経に常に適切な緊張があることが生命活動において大前提になります。

　ただ、バランスが非常に大事で、交感神経が優位になりすぎて副交感神経の働きが低すぎる状態では体の不調をきたし、副交感神経が高すぎて交感神経が低すぎる状態ではうつ病などの精神疾患になりやすいです。

交感神経と副交感神経の分布

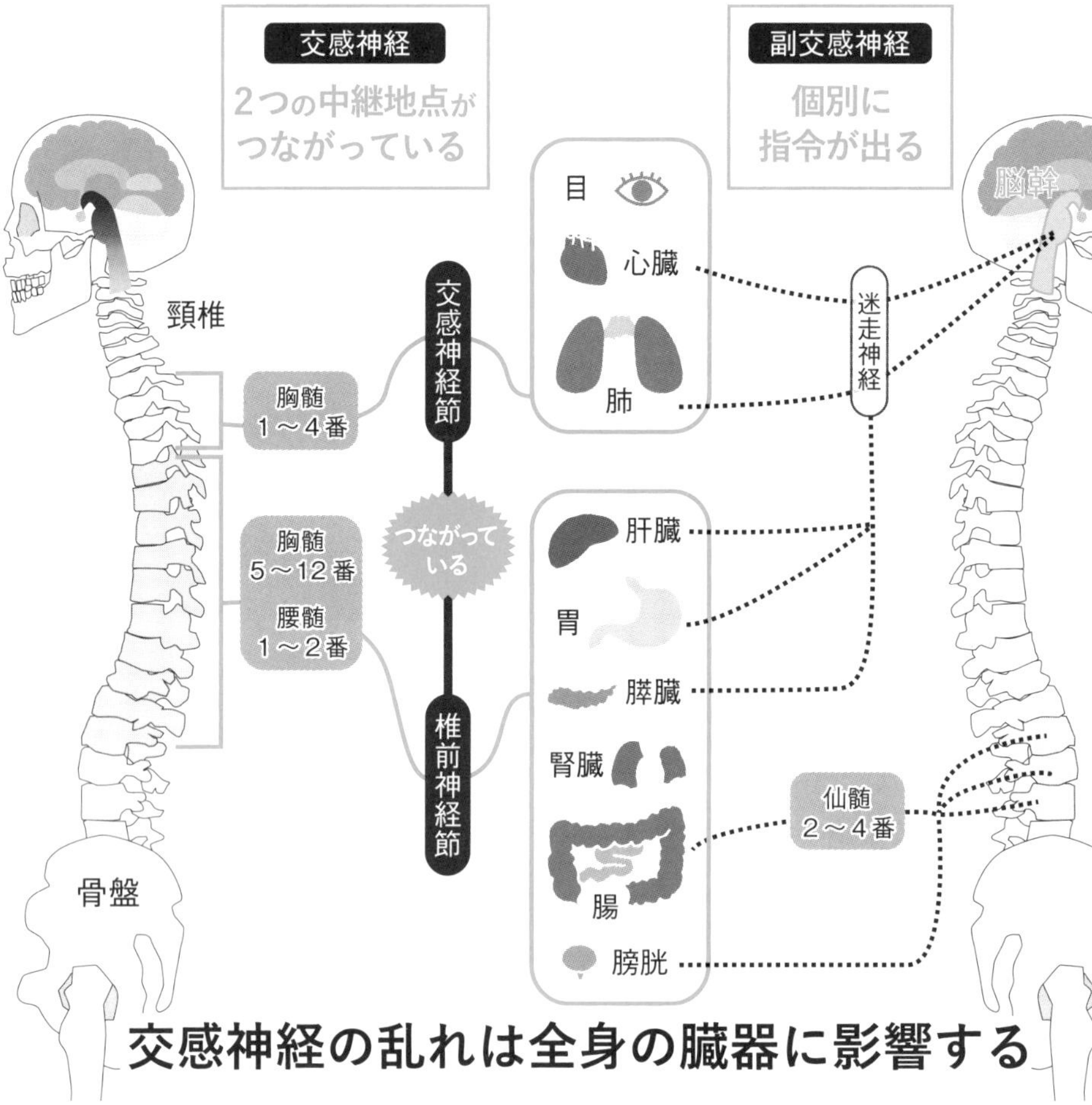

交感神経の乱れは全身の臓器に影響する

「猫背」の自律神経への影響

交感神経は背骨（脊髄《せきずい》）の中の胸～腰の位置にかけて分布します。つまり、**胸（胸椎《きょうつい》）は交感神経の重要地点**といえます。

交感神経が臓器や器官にたどり着くまでには主に２つのルートがあります。１つは胸のあたりから「交感神経節」という中継地点を通って目、唾液腺《だえきせん》、心臓、肺などの胸周りから上の臓器に行くルート、もう１つは胸～腰のあたりから「椎前《ついぜん》神経節」という中継地点を通ってお腹の中の臓器（肝臓、胃、膵臓《すいぞう》、腎臓など）と骨盤の中の臓器（大腸、膀胱《ぼうこう》、生殖器など）に行き渡るルートです。

つまり、**背骨が丸まって「猫背」の姿勢がクセになると、胸より上の臓器に対して発する指令が乱れやすくなり**、結果として悪い影響が出てしまいます。

体全体を巻き込む交感神経

こうなるとさらに、本来関係ないはずのお腹周り、骨盤周りの臓器にも影響が出るよう

背骨と自律神経は深く関わっている

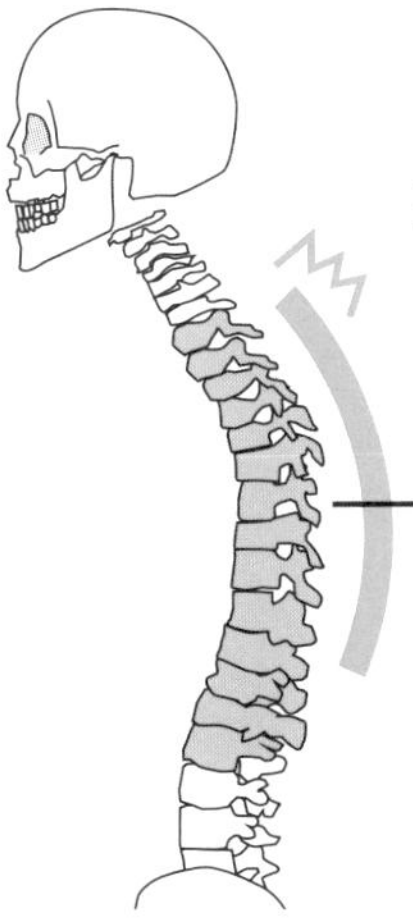

猫背が癖付くと交感神経が
乱れやすくなる

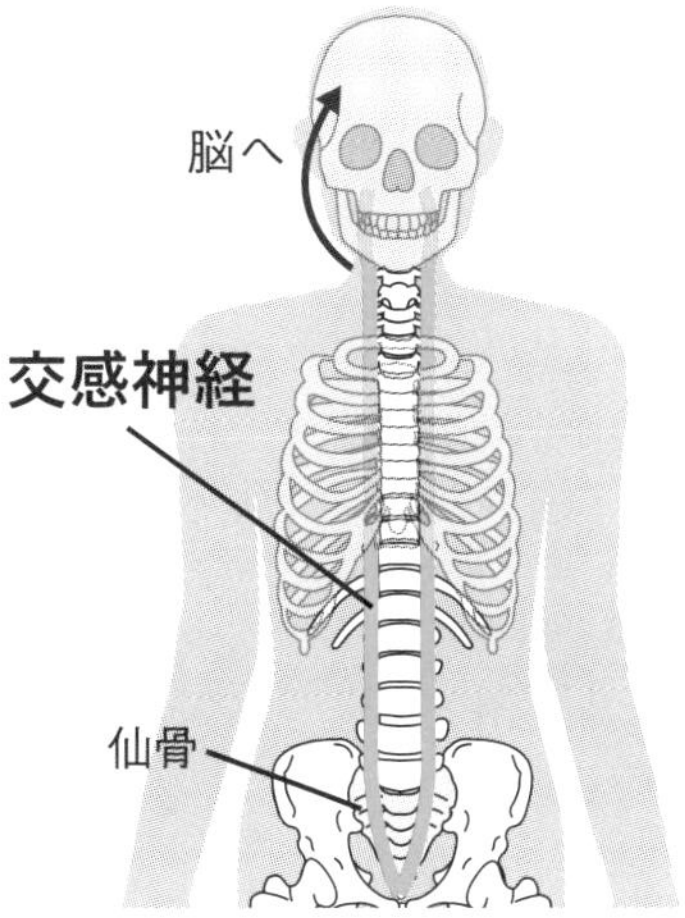

交感神経は背骨や
動脈と並走する

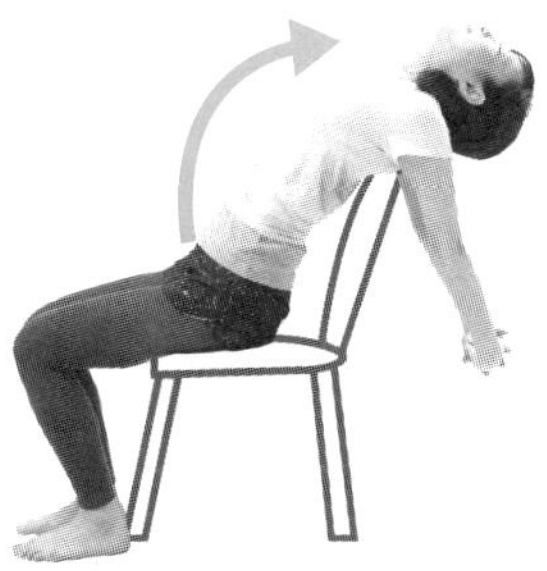

背骨を意識したストレッチで自律神経を整える

になります。なぜかというと、**2つのルートの中継地点がつながっている**からです。片方が乱れると、もう片方までも反応してしまいます。

一方で副交感神経にはこのような中継地点はありません。そのため作用する臓器が分かりやすいのですが、**交感神経は連帯責任のように体全体を巻き込んで反応してしまう**という仕組みになっています。つまり、交感神経は発火すると一瞬で広がりますが、**副交感神経は全体に発火する力がそこまで無いので、交感神経が優位になりやすい**のです。

もう1つ、交感神経の分布には体に関係する特徴があります。交感神経は背骨の左右に沿うようにして後頭部～仙骨《せんこつ》（背骨の最下部）まで走っています。これは、人間の体にある大きな動脈とも並走しています。

つまり、背骨や大きな血管のある部分をストレッチしてあげると、交感神経の緊張がほぐれて結果として交感神経の働きを抑制することが可能になります。

自律神経が乱れるとどうなる？

1章
自律神経とは何か？

自律神経を乱す「ストレス」

外的ストレス

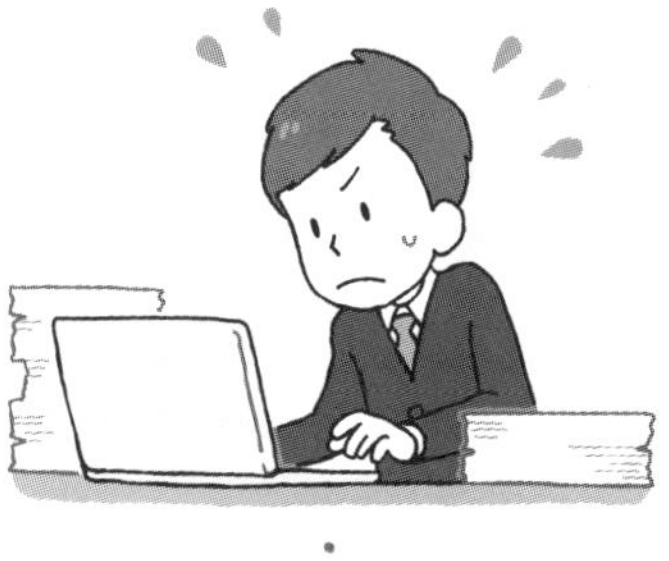

職場環境・家族関係・生活リズム・SNS・気候・災害 etc.

内的ストレス

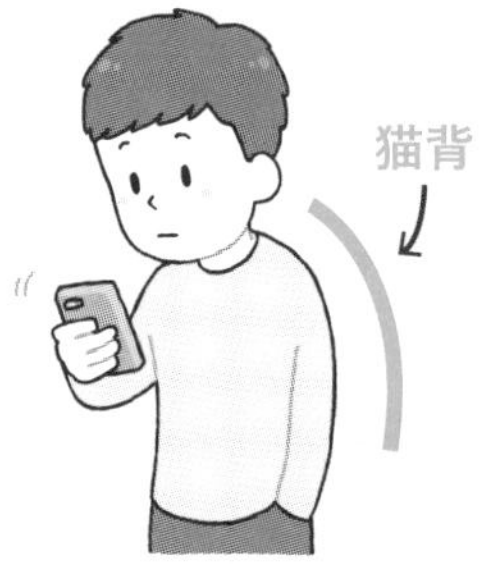

姿勢・体質・性格・考え方 etc.

↓

自律神経が乱れ、体内の秩序が悪化する

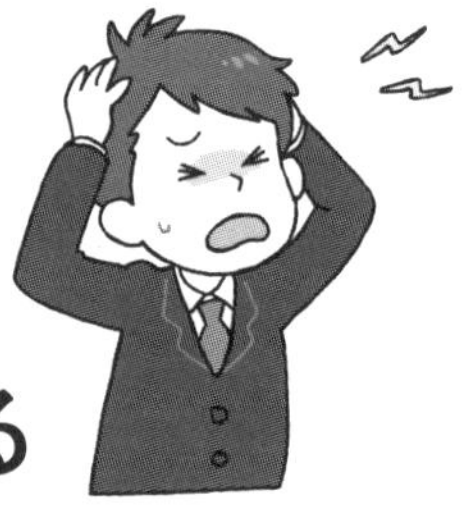

「自律神経の乱れ」とは？

自律神経はどのようなときに乱れるかというと、**「心と体」がストレスを受けたとき**です。ストレスは環境や人間関係、天候など自分の外側から受ける「外的ストレス」と、体の姿勢や物事の考え方など自分の内側からの「内的ストレス」があります。

「自律神経症状」が表れる

自律神経が乱れると私たちの体の治安が悪くなり、次に挙げるような様々な症状となって表れます。

●全身症状

疲労感、倦怠感（だるさ）、めまい、たちくらみ、動悸、睡眠障害、食欲不振、呼吸が浅

自律神経の乱れから出る症状

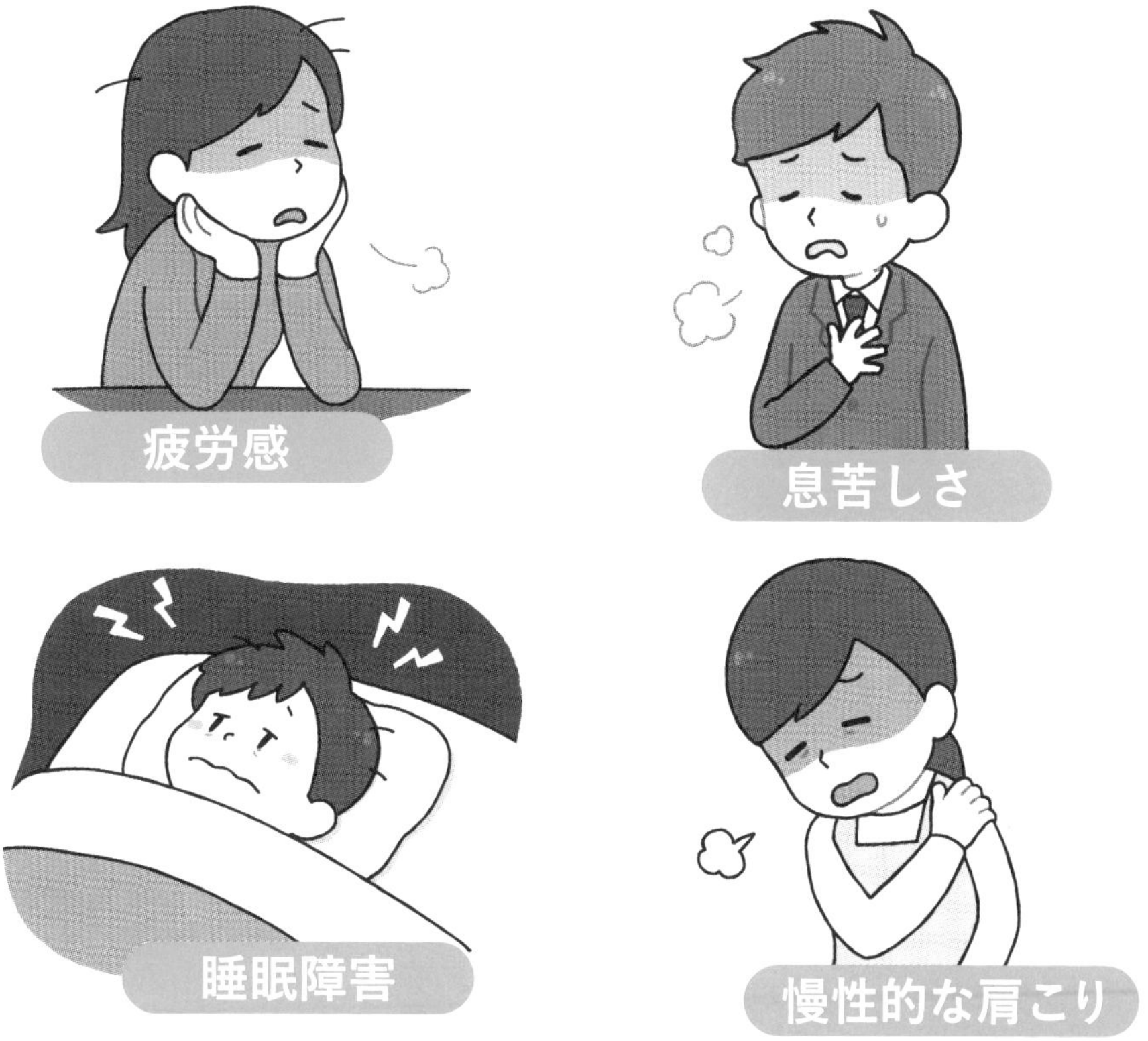

全身にも、部分的にも、心にも症状が表れる

くなる（息苦しさ）、発汗障害

●部分症状

慢性的な肩こり、腰痛、薄毛、頭痛、生理痛、耳鳴り、食道が詰まった感じ、手足の冷え、便秘、頻尿、眼精疲労、のどの渇き、皮膚の乾燥、インポテンツ

●心の症状

不安感、憂うつ感、イライラ感、無気力

これらは自律神経の乱れに起因するものであり、かなり身近な症状と言えます。症状の重さや症状に対する悩みは人により様々でしょうが、**1つでも当てはまるようなら自律神経を整える必要があります。**

こうした自律神経症状が進行すると「過敏性腸症候群」や「胃《い》潰瘍《かいよう》」、「片頭痛」、「過換気症候群」のように、特定の部位で症状が強く出て臓器や組織に異常をきたすこともあります。

また、脳内の神経伝達物質のアンバランスによって、「うつ病」や「不安障害」といった精神疾患につながることもあります。

どうすれば自律神経は整う？

1章
自律神経とは何か？

副交感神経の働きを高めよう

結論から言うと、多くの場合は副交感神経の働きを高めることが肝要になります。**現代社会では交感神経が優位になることが非常に多く**、また副交感神経は男性では30代、女性では40代をめどに大きく衰えてきます。交感神経は年齢の影響を受けません。

自律神経は交感神経と副交感神経がともに高い状態が理想的です。**交感神経：副交感神経＝1：1.5のバランス**が症状が表れない範囲と言われています。交感神経優位だと体に不調をきたし、逆に副交感神経優位だと精神疾患になりやすいです。交感神経、副交感神経ともに低いとバランスは悪くないのですが、活力がなく、体も疲れやすいので、実は一番パフォーマンスが悪いです。

交感神経と副交感神経のバランス

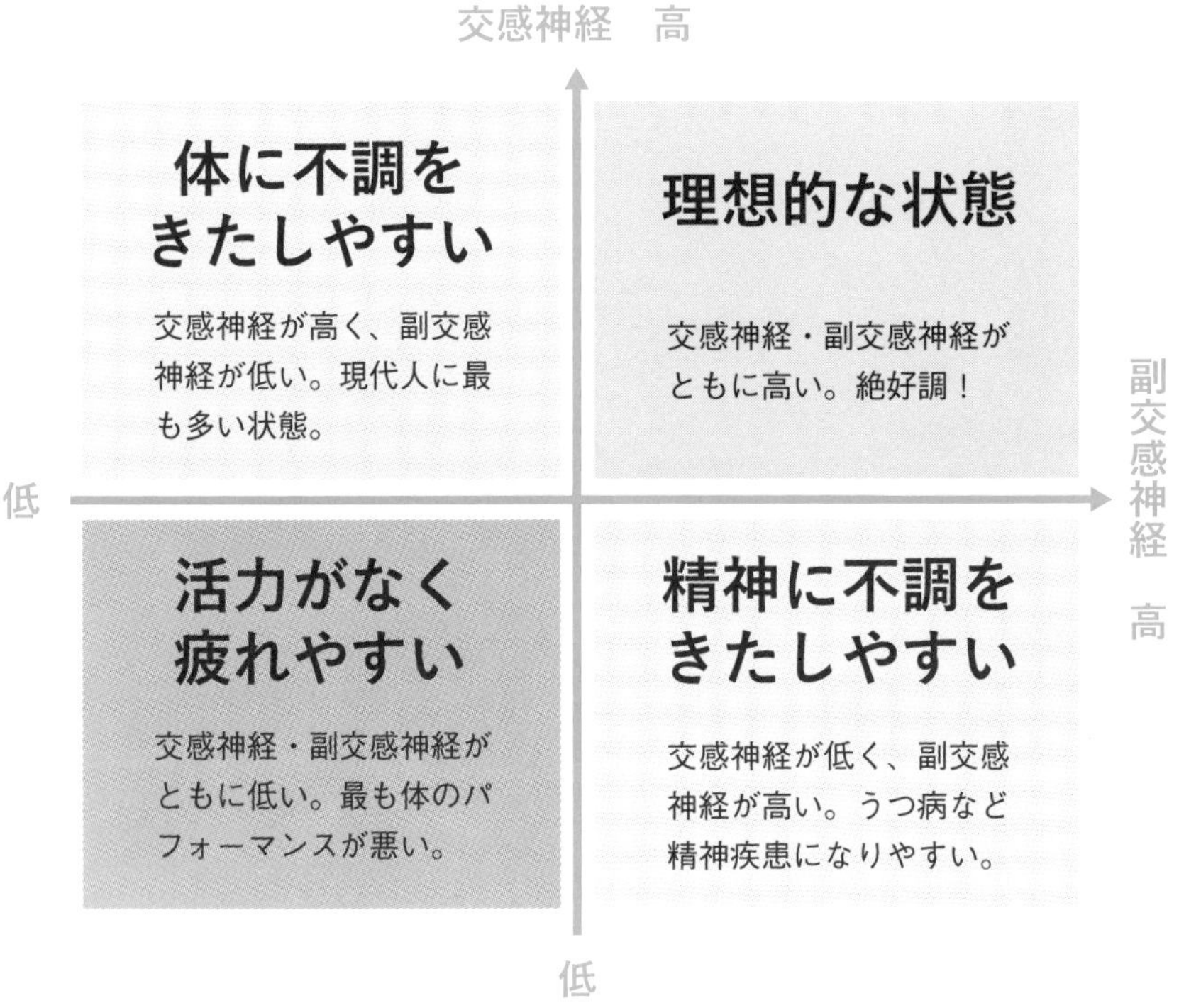
交感神経　高
体に不調をきたしやすい
交感神経が高く、副交感神経が低い。現代人に最も多い状態。
理想的な状態
交感神経・副交感神経がともに高い。絶好調！
低
副交感神経　高
活力がなく疲れやすい
交感神経・副交感神経がともに低い。最も体のパフォーマンスが悪い。
精神に不調をきたしやすい
交感神経が低く、副交感神経が高い。うつ病など精神疾患になりやすい。
低

［交感神経：副交感神経＝1：1.5］のバランスが理想的

自律神経を整えるために大切なこと

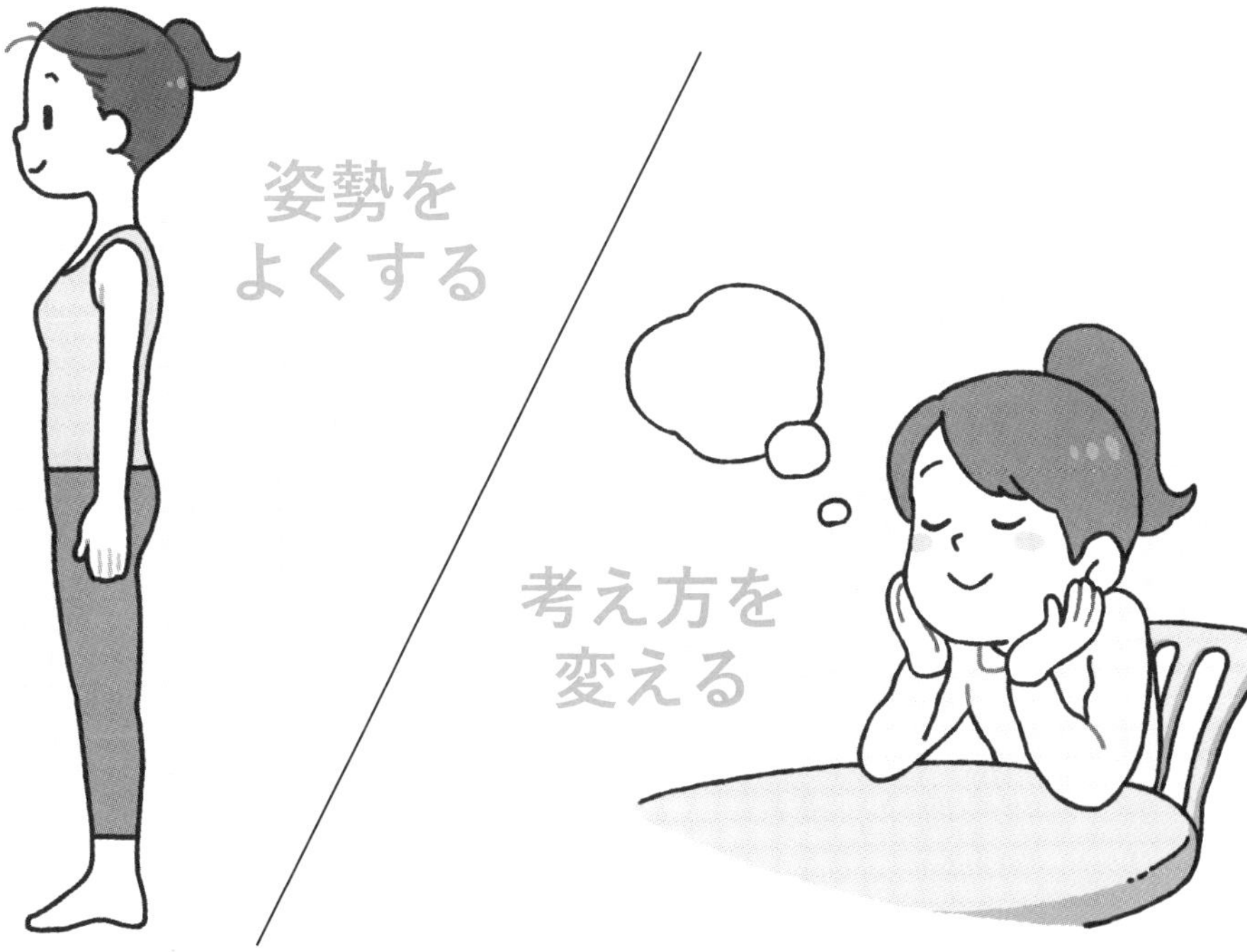

背骨と思考を柔軟にすると
自律神経は整う！

姿勢と心を整える

自律神経を整えるポイントは2つ、**「姿勢」と「考え方（心）」を変える**ことです。

背骨には交感神経と副交感神経の出発点が点在していましたね。**背骨が柔軟で重心がまっすぐであることが重要**です。背骨が硬くゆがんでいると姿勢が悪くなり、姿勢の悪さで内臓が圧迫されると働きが悪くなり、消化器系を司っている副交感神経の働きが悪くなるという悪循環が生じるのです。

また、自律神経の司令塔である脳がストレスを感じると自律神経が乱れます。ストレスは「理性」と「本能」のギャップによって生じます。ですから、理性の幅を広げたり物事の捉え方を変えることで**考え方に柔軟性をつけることが大切**です。

本書で紹介するストレッチを行うと、姿勢が良くなるだけでなく、副交感神経の働きが高まり心もらくになります。気になる部位から取り組んでみてください。

コラム1　ゆがみはどこから生まれる？

ゆがみは生まれ持った個性

実は体のゆがみというものは、人間誰しもが持っている「個性」です。「ゆがみ」や「ズレ」というのは、厳密に言うと**髪の毛の分け方や足の組み方によっても生じます**。また、人間の肝臓は右側にしかありませんし、利き手と反対の手が存在するように、**人間は生まれつき「ゆがみ」や「ズレ」を持っているものです**。

つまり、痛みや不快感を伴う症状が出ていなければ、小さなゆがみは気にすることはありません。痛みや不快感を伴う場合は「ゆがみ」に対処する必要があります。

ではなぜゆがみが悪いと言われるかというと、**ゆがみは体を動かすにあたって非効率的**だからです。疲れやすくなったり、体が力《りき》んで動きがぎこちなくなります。

例えば、呼吸をするときに通常は肋骨《ろっこつ》が上下左右に膨らみますが、猫背の姿勢になると、その膨らみが小さくなり浅い呼吸となってしまいます。これでは息を吸いにくくなりますね。

人間は「ゆがみ」を持ちながらも、その人が動きやすいように脳や感覚で姿勢を調整しています。ここに一役買うのが自律神経なのです。

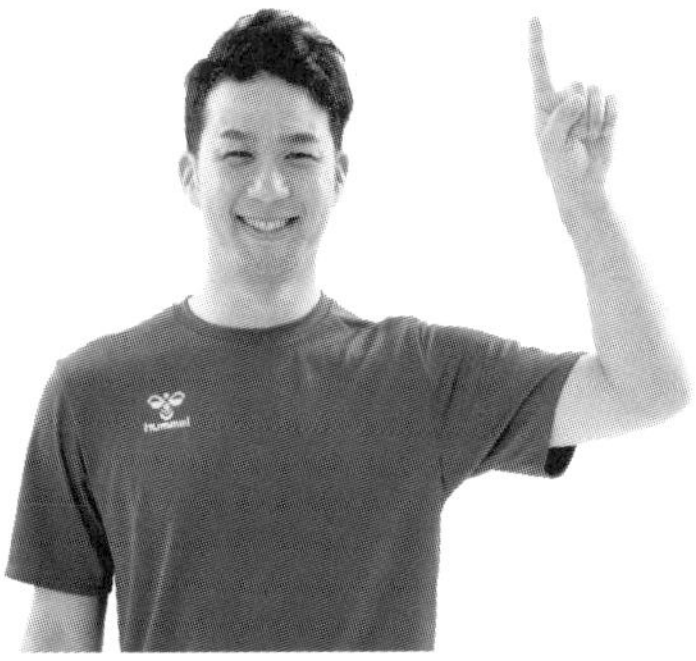

ずっと同じ姿勢・動作を続けることがゆがみの原因にもなるので、こまめに姿勢を変えましょう

2章

自律神経を整える
体のストレッチ

STEP 1 体のゆがみを見つける

効果的なストレッチのために

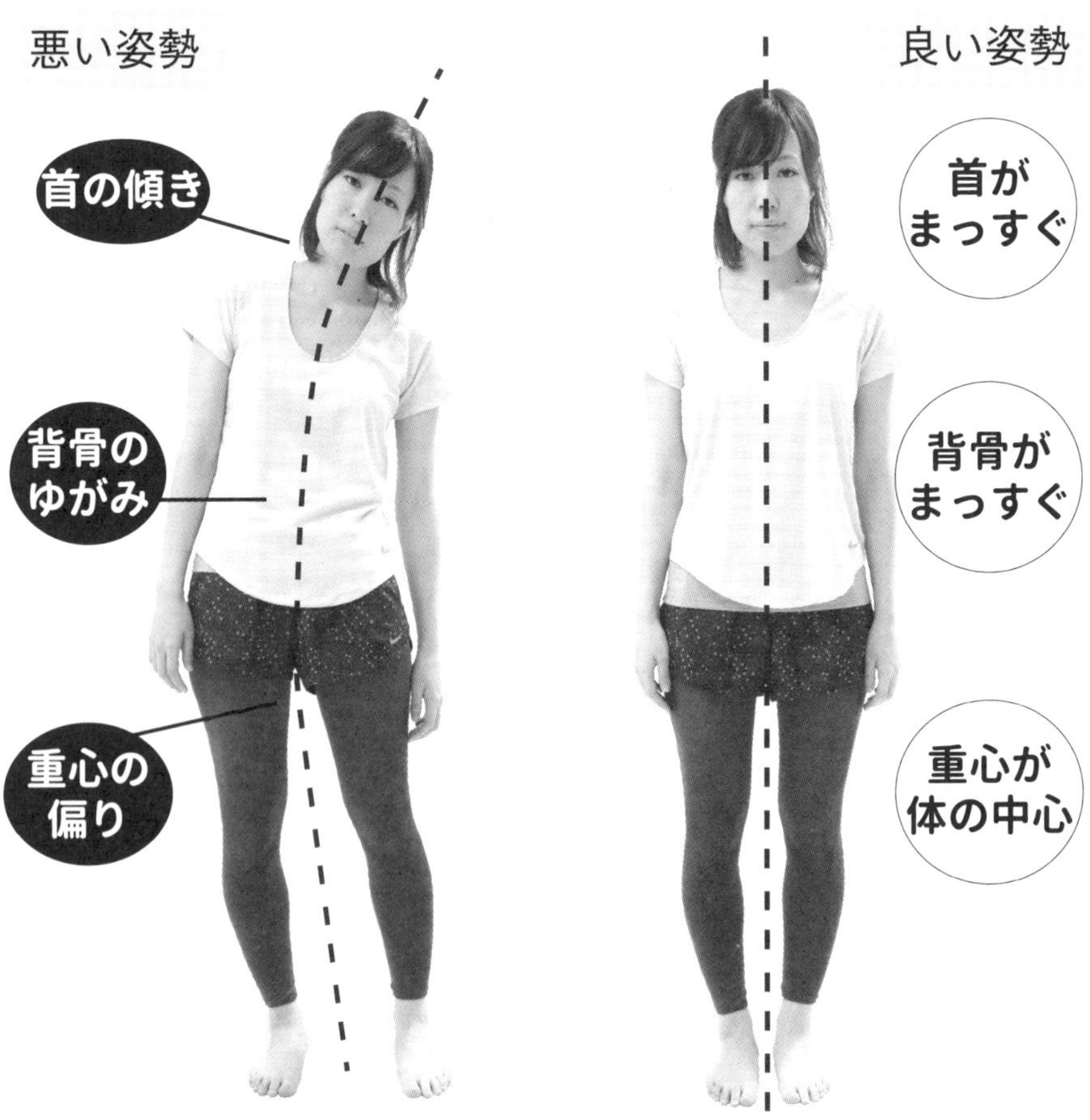

背骨の柔軟性と姿勢のバランスを整える

自律神経を整えるためには、交感神経と副交感神経の出発点が点在する**背骨が柔軟であること**が重要です。

背骨が綺麗なS字状のカーブを描いていることが、背骨の柔軟性として理想的です。この柔軟性があれば様々な姿勢を取った際に背骨同士がバネのように衝撃を分散し、1カ所に力が集中することが防げます。

柔軟性の他に大事な要素が、**左右のバランス**です。「真っすぐ立てているか」という重心の指標があります。自分の姿勢のチェックをして、背骨が真っすぐになっているか、柔軟性がどのく

STEP 2 背骨の各部位をストレッチする

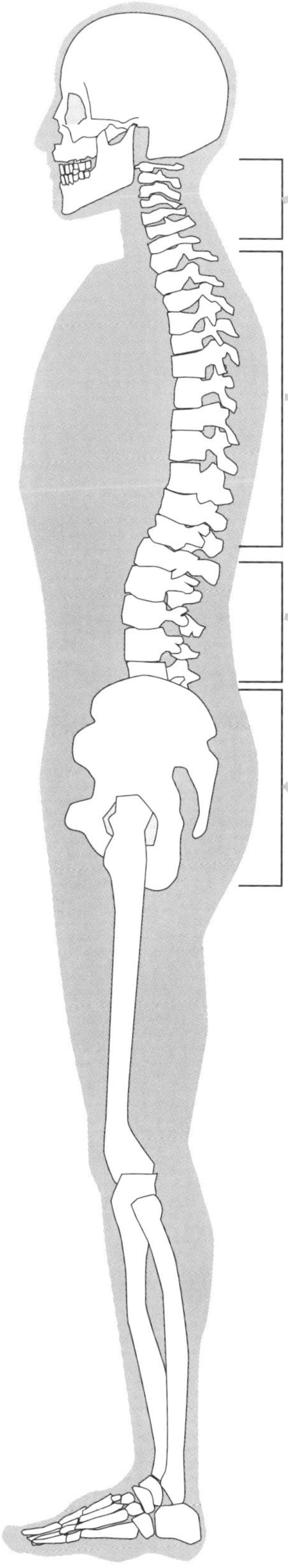

頸椎《けいつい》 [→ P20]
首のゆがみは交感神経・副交感神経ともに影響しやすい

胸椎 [→ P24]
最重要地点。自律神経の出発地点かつ、丸まりやすい

腰椎 [→ P30]
二足歩行の人間が最も衝撃を受ける部位

骨盤 [→ P34]
副交感神経の出発点。腰椎とあわせてストレッチしよう

らいあるかを確認したうえで対応するストレッチを行うと、より効果が感じられるでしょう。

ご紹介するストレッチの多くは、仕事中や家で作業の合間にできる「ながら体操」となっております。

ストレッチは「のびてるな〜」と実感することが大事ですので、構えることなく気軽に行い、ぜひ時間を見つけてこまめに行ってみてください。

首のストレッチ

〈主な対象〉
スマホを使うことや
デスクワークが多い人

[首のゆがみチェック①]

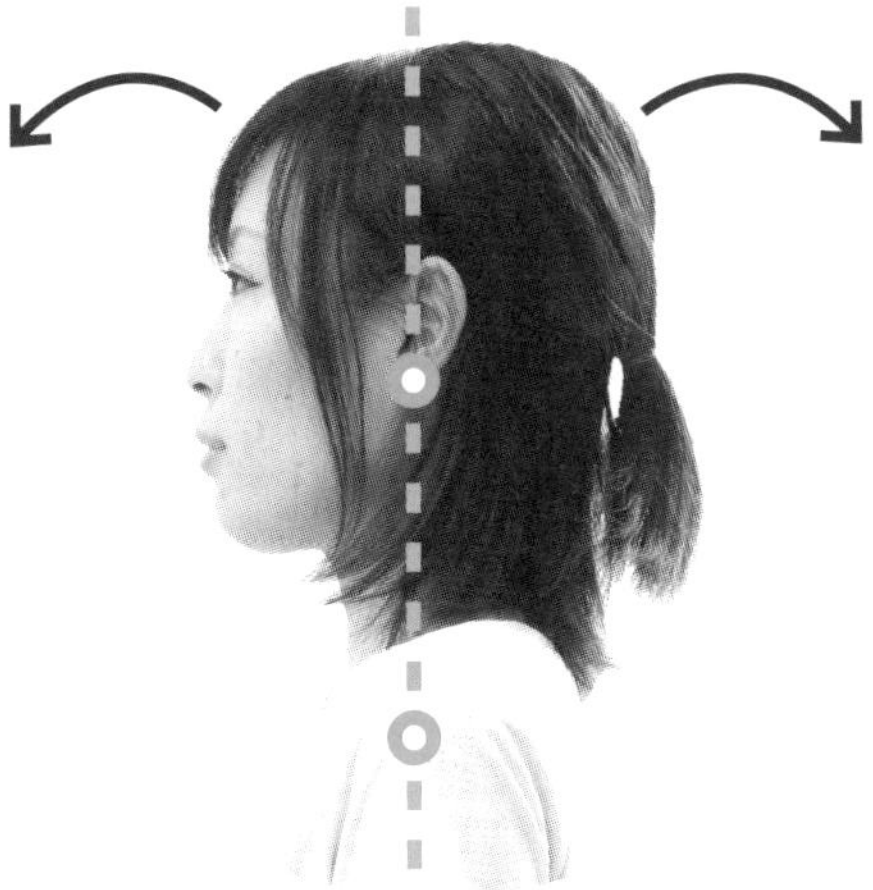

**横から見たとき、肩と耳たぶが
一直線になっていますか？**

耳たぶが前後にずれていれば
左ページのストレッチへ！

【ストレッチのやり方】

ストレッチの
時は呼吸を
忘れないで！

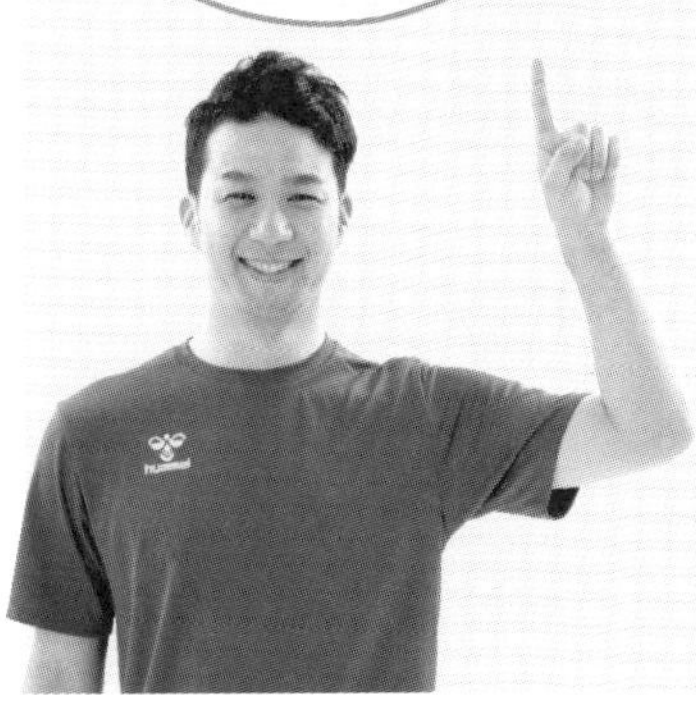

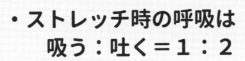

- 「気持ちいいな」と感じる程度の強さで行う
- ストレッチ時の呼吸は吸う：吐く＝１：２
- １時間に１回を目安にこまめに行うと効果的

首のずれ対策ストレッチ（前後）

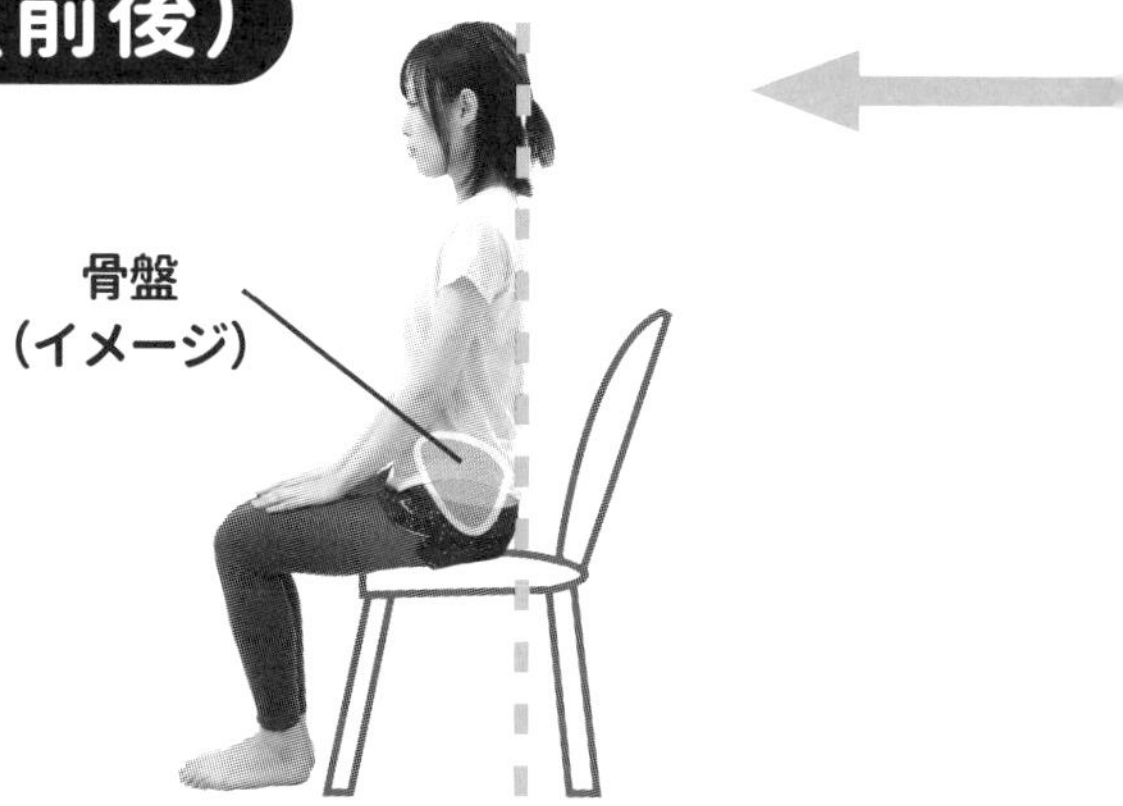

基本姿勢

骨盤を起こし背筋をのばして椅子に座り、肩が丸まらないようにする

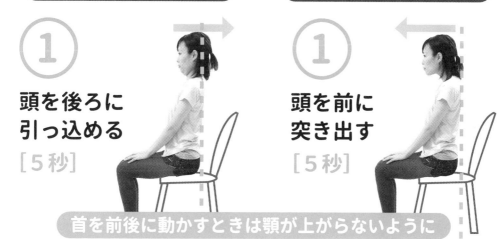

前ずれの場合

① 頭を後ろに引っ込める［5秒］

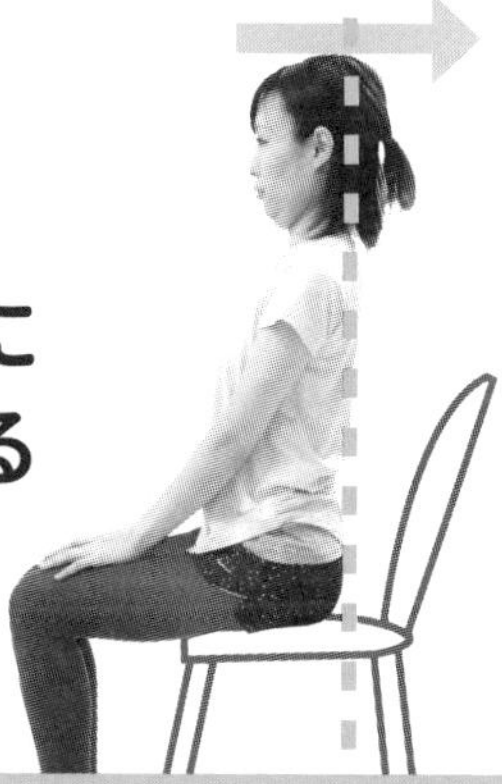

後ろずれの場合

① 頭を前に突き出す［5秒］

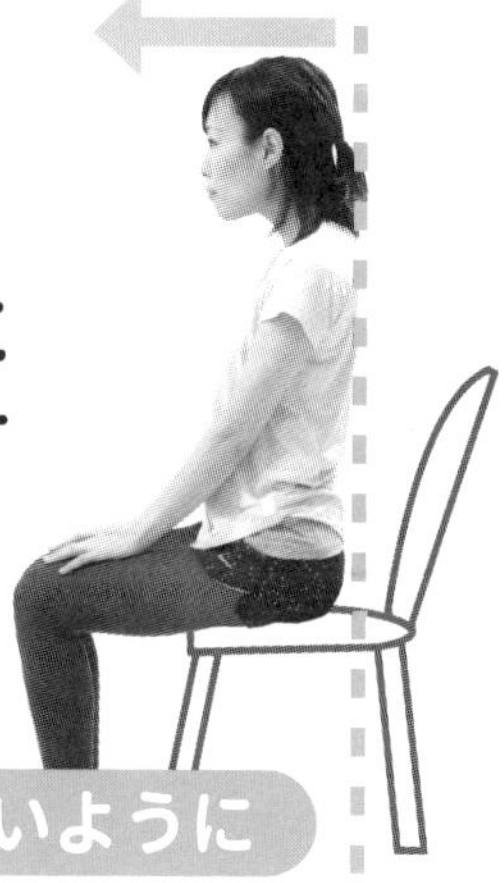

首を前後に動かすときは顎が上がらないように

前ずれの場合

② 顎を引いて下を向く［5秒］

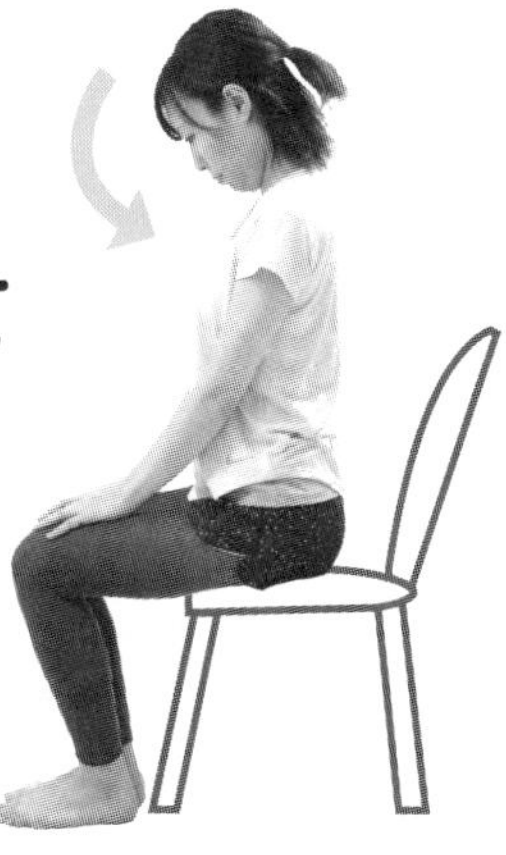

後ろずれの場合

② 顎を上げて上を向く［5秒］

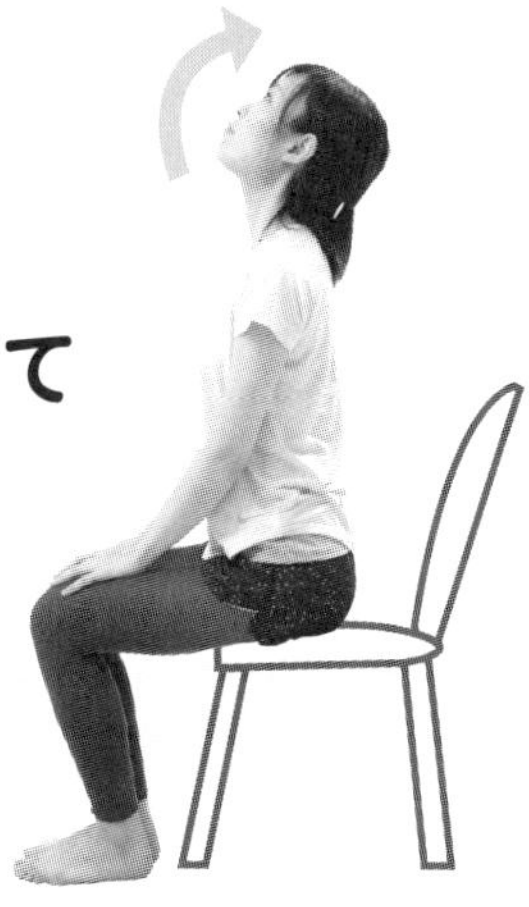

③ どちらもこれを5回繰り返す

[首のゆがみチェック②]

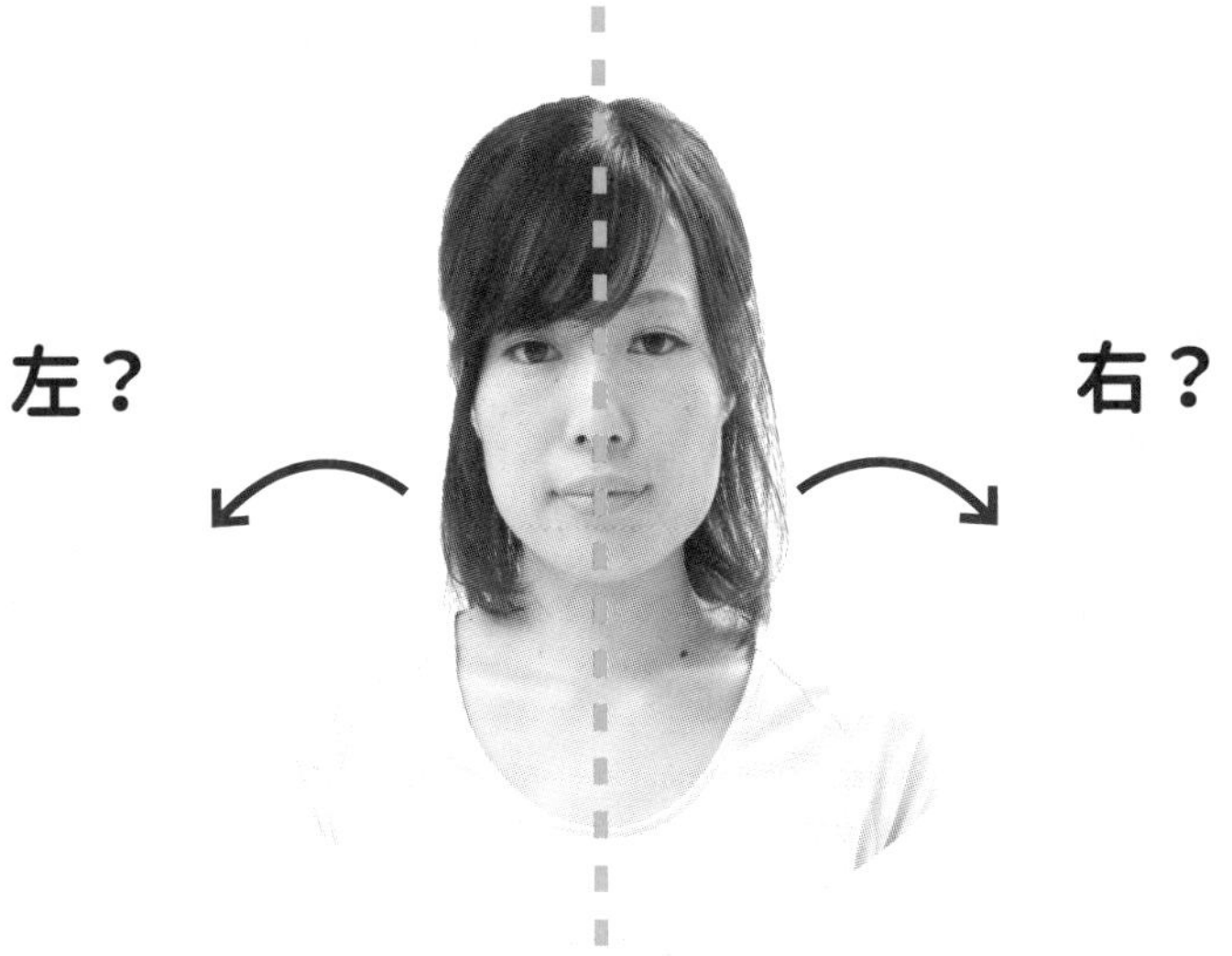

正面から見たとき、体の中心線に対して
頭がずれたり傾いたりしていませんか？

中心線から左右にずれていれば
左ページのストレッチへ！

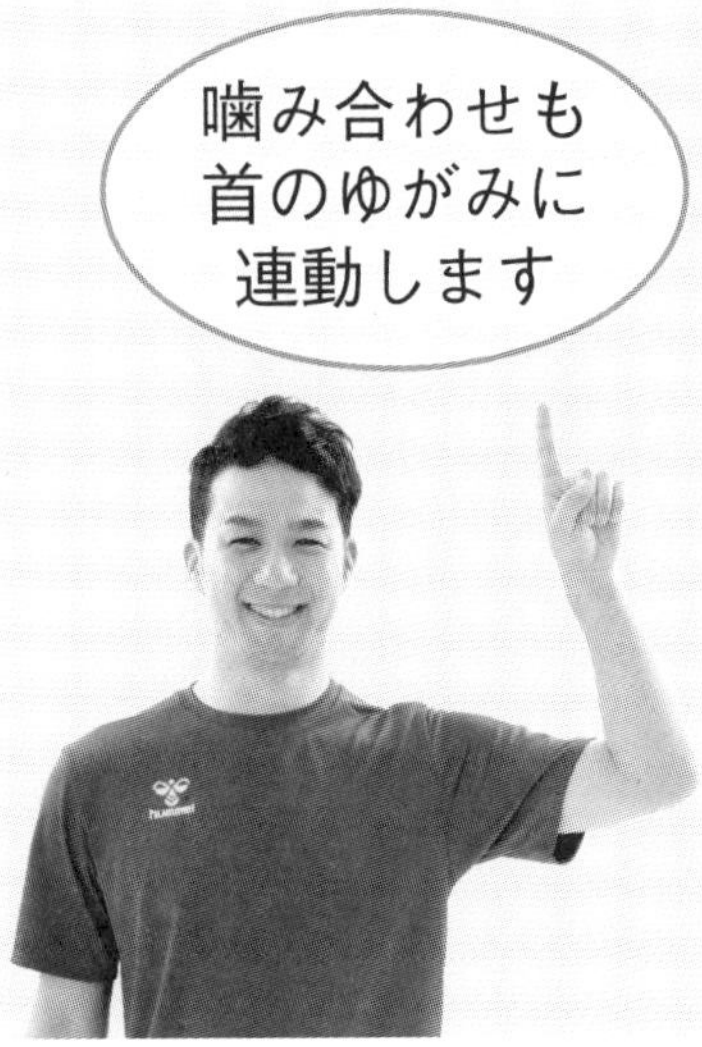

【首を整える理由】

首のコリは交感神経に対し ダイレクトに影響を及ぼすから

交感神経は胴体部分では背骨の中を通っていますが、胸椎から脳に向かう交感神経は首の横を通るので、体表から最も表層に位置しています。つまり、首の筋肉が張ったり凝っていると交感神経が圧迫されてしまいます。

首のずれ対策ストレッチ（左右）

① 両手を頭の上で軽く組む

② 首のずれと反対方向へ頭を真横に移動する
［５秒］

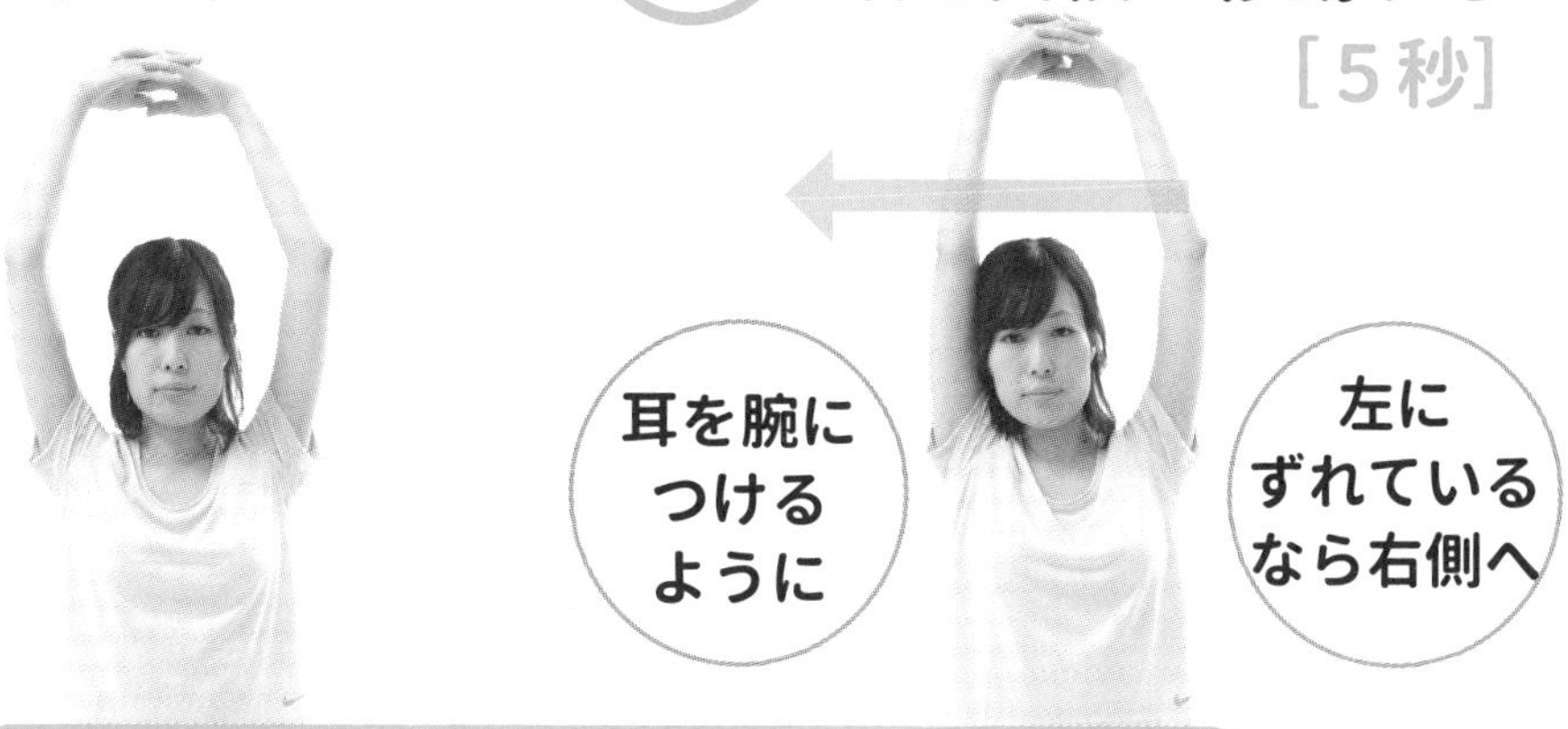
耳を腕に
つける
ように
左に
ずれている
なら右側へ

頭を傾けて横に倒さないようにする

③ ゆっくり元に戻す。これを５回繰り返す

首の傾き対策ストレッチ

① ずれと反対の手で、ずれている方の耳をさわる

② 手の方向にゆっくり頭を倒す
［５秒］

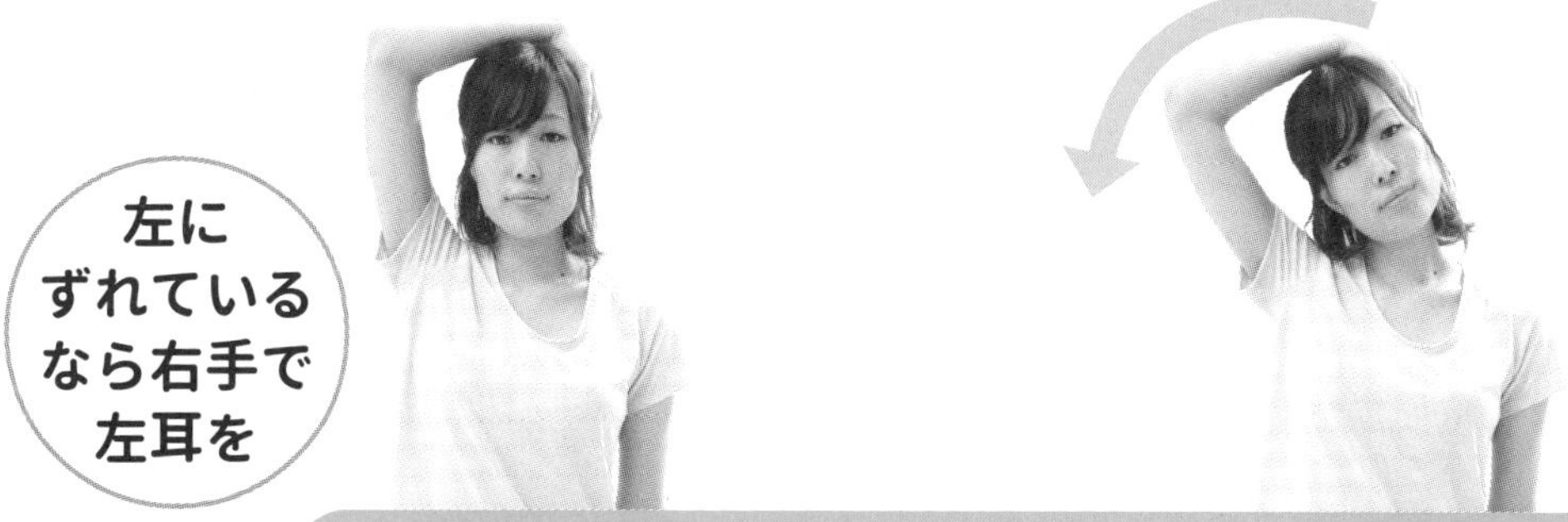
左に
ずれている
なら右手で
左耳を

強くひっぱらないように注意！

③ ゆっくり元に戻す。これを５回繰り返す。
首の横がのびている感覚を得られればＯＫ！

胸のストレッチ

〈主な対象〉

デスクワークが多い人、
前かがみの姿勢が多い人

[胸椎ねじりチェック]

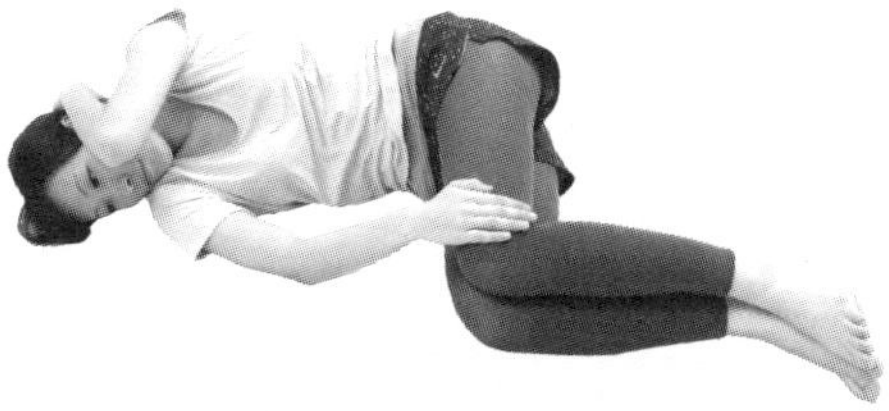

**横向きで寝て両股関節と膝を直角に曲げ、
下になった手で膝と骨盤が動かないように
しっかり押さえる**

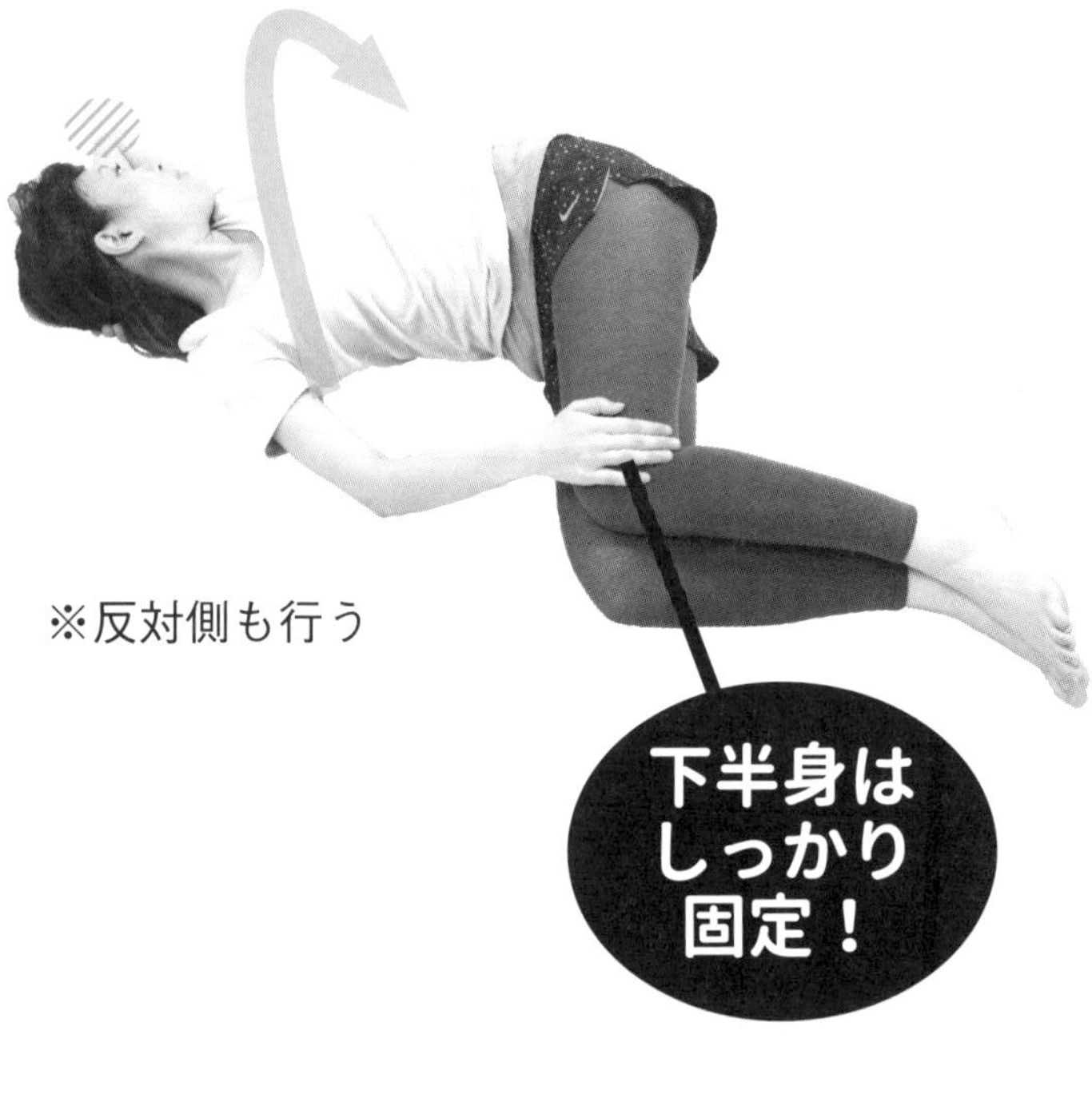

※反対側も行う

**上半身をひねって体を開いたとき、
肘が床につきますか？**

肘が床につかなかったら
左ページのストレッチへ！

胸椎ひねりストレッチ

① 左手を体の真後ろに置き、
右手で左ひざを掴んで固定する

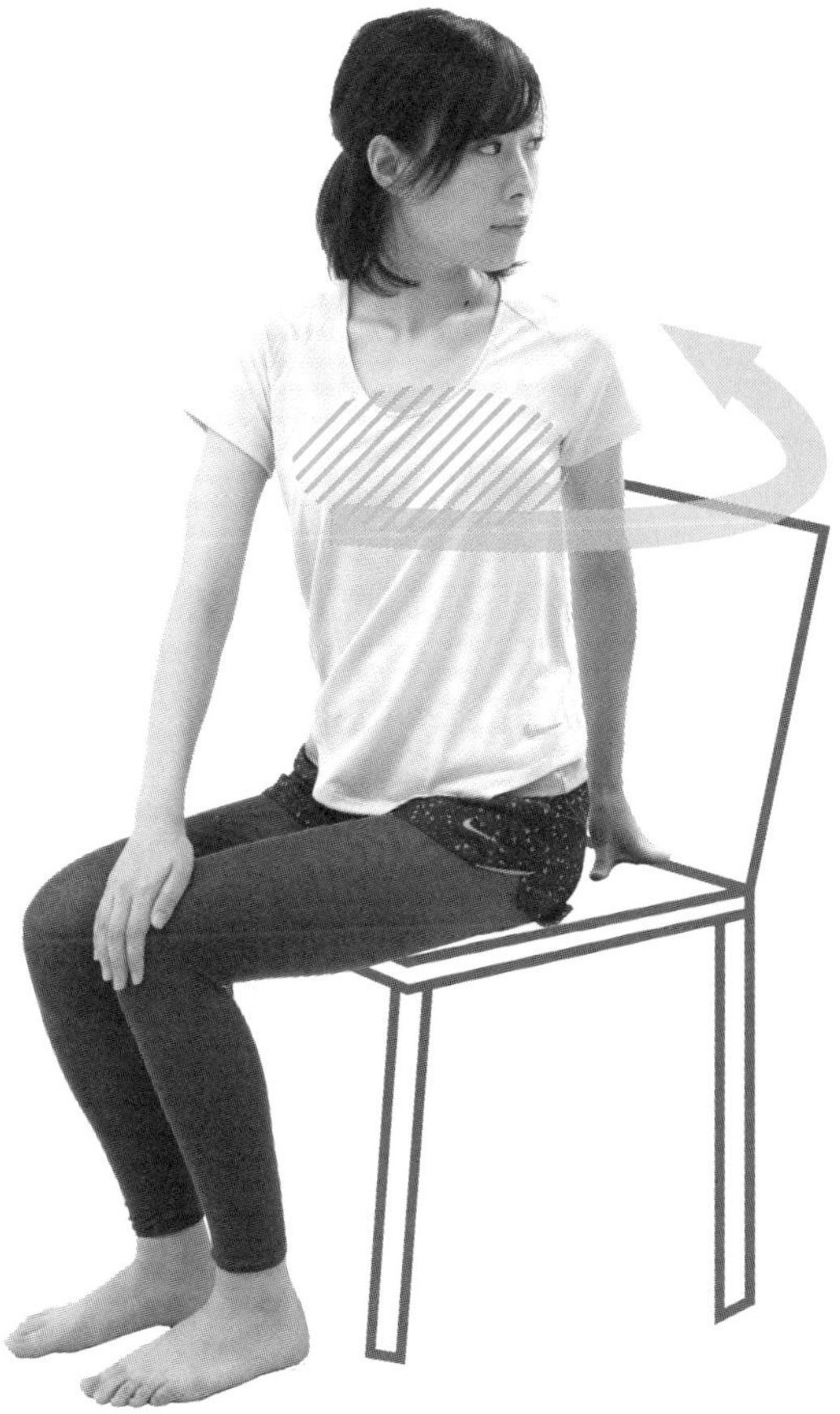

② 息を吐きながら
ゆっくり左側に
ひねる
[10秒]

③ ゆっくり元に戻り、
反対側もひねる。
これを5回繰り返す

Check!
胸椎は肋骨とくっついているので、ストレッチを行う時はより呼吸を意識して胸周り、胸椎周りがのびるのを感じてください。

チェックの動き自体もストレッチになるので
最初はできなくても継続してみましょう

[胸椎のばしチェック]

正座の姿勢から膝を肩幅より広めに開き、床につける

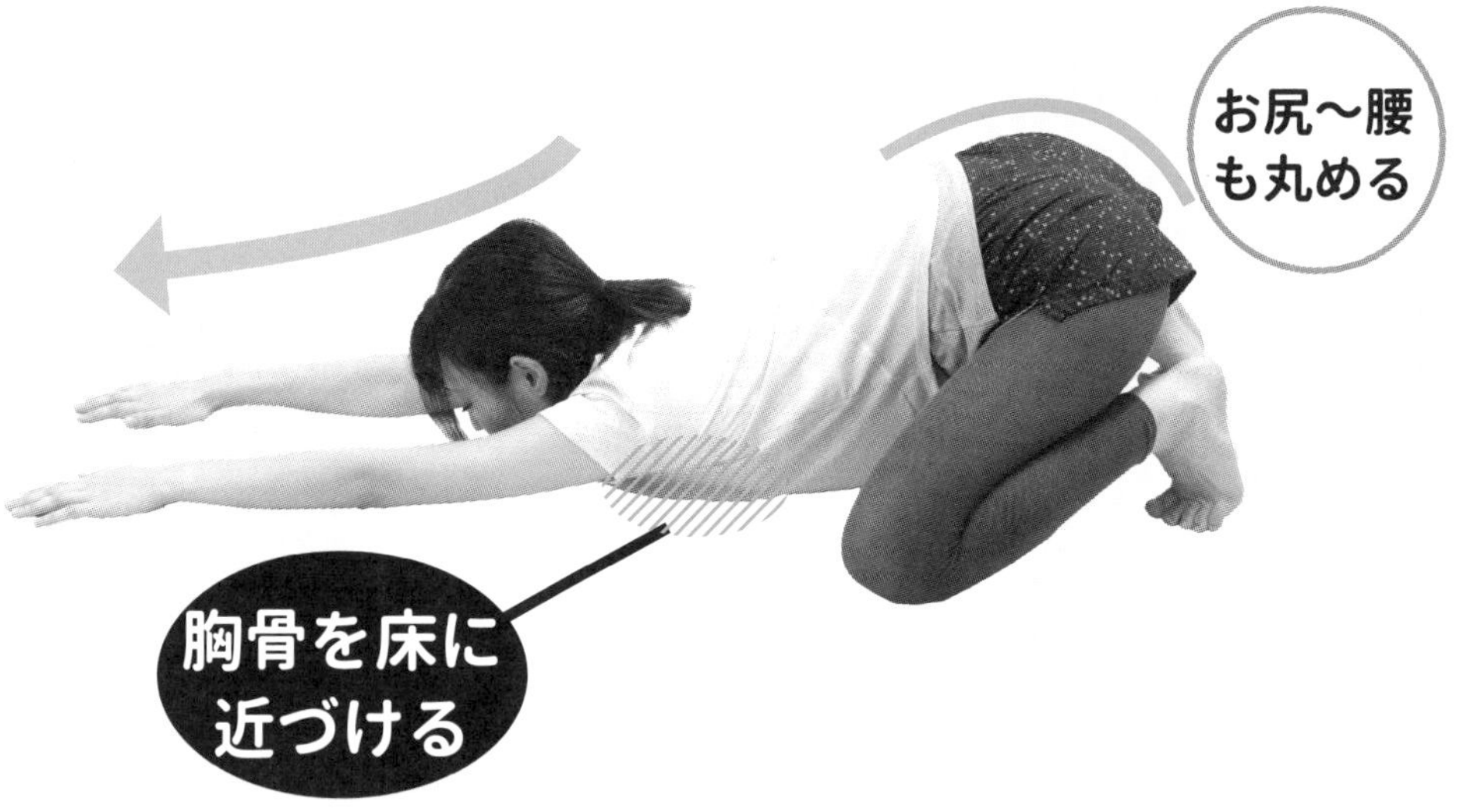
お尻〜腰
も丸める
胸骨を床に
近づける

土下座をするように両手を前に滑らせながら
背筋をのばしたとき、胸骨が床につきますか？

胸骨が床につかなかったら
左ページのストレッチへ！

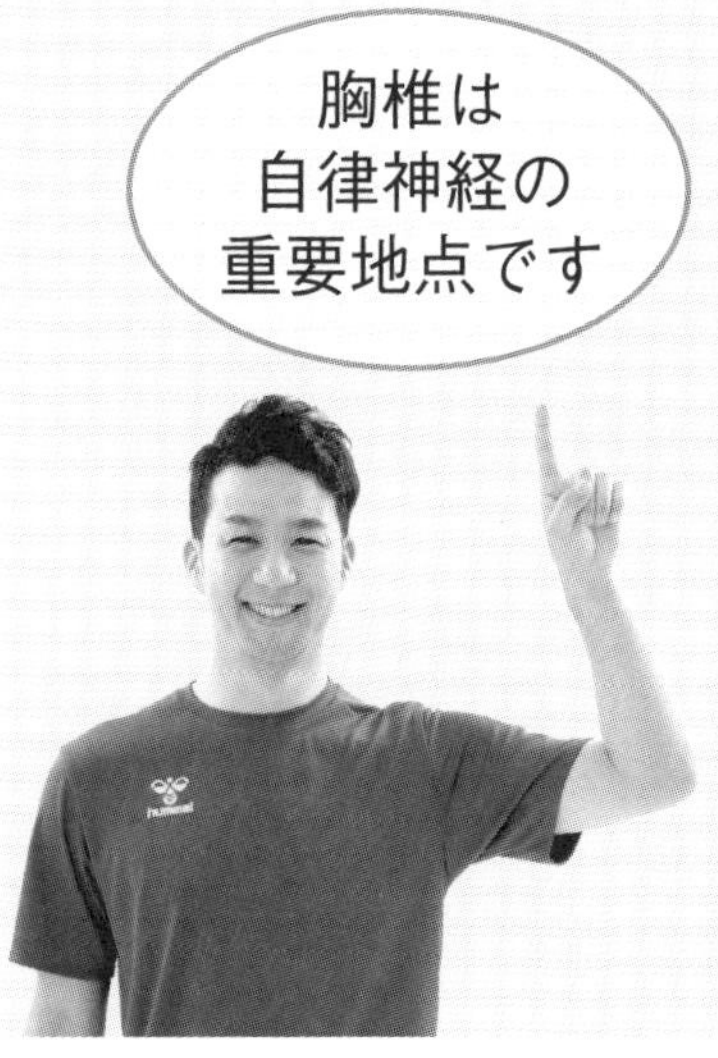
胸椎は
自律神経の
重要地点です

【胸を整える理由】

丸まった背中が自律神経に悪い影響を及ぼすから

胸椎はその構造上、丸みを帯びやすい場所と言えます。また、P10で述べたとおり、背骨の中には交感神経の出発点が点在しているため、背中が丸まったときに一番影響を受けやすい場所なのです。

胸椎のばしストレッチ（座位）

① 椅子に深く腰掛けて両手を胸の前で組む

②

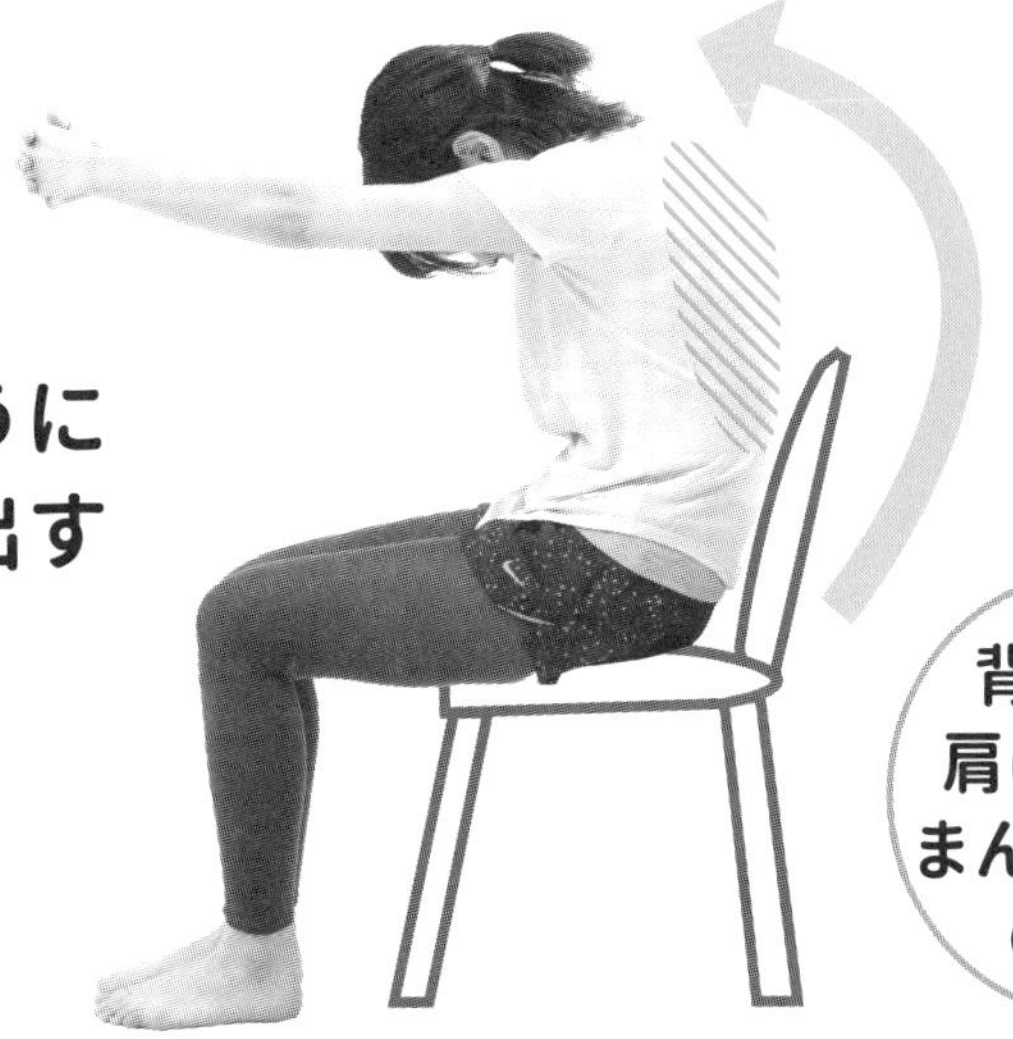

背筋をのばすように
両手を前に突き出す

［10秒］

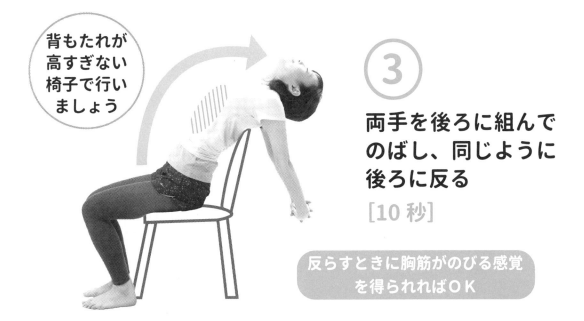

背中から
肩にかけて
まんべんなく
のばす

背もたれが
高すぎない
椅子で行い
ましょう

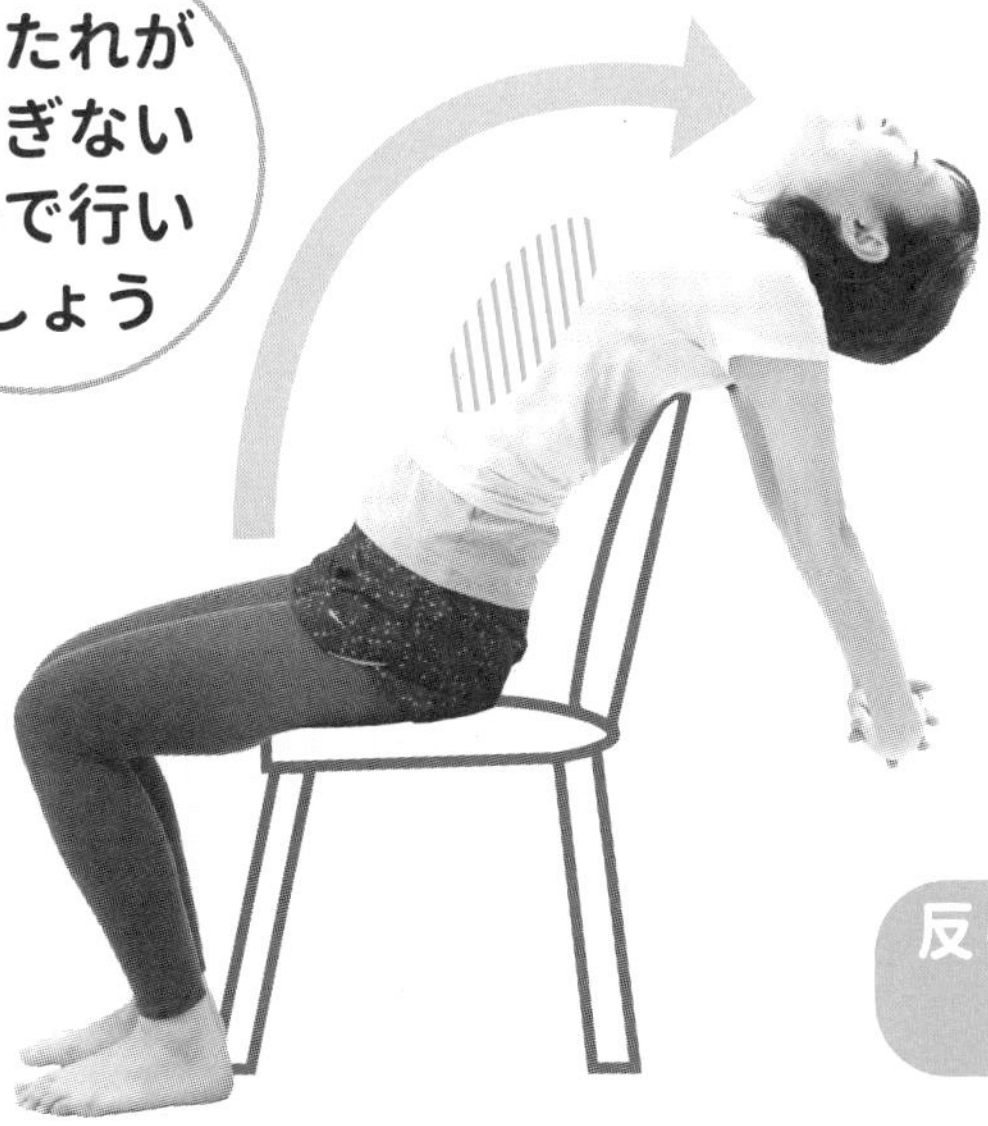

③

両手を後ろに組んで
のばし、同じように
後ろに反る

［10秒］

反らすときに胸筋がのびる感覚
を得られればＯＫ

④ ５回繰り返す

[背骨弓なりチェック]

足を肩幅に開いて立ちます

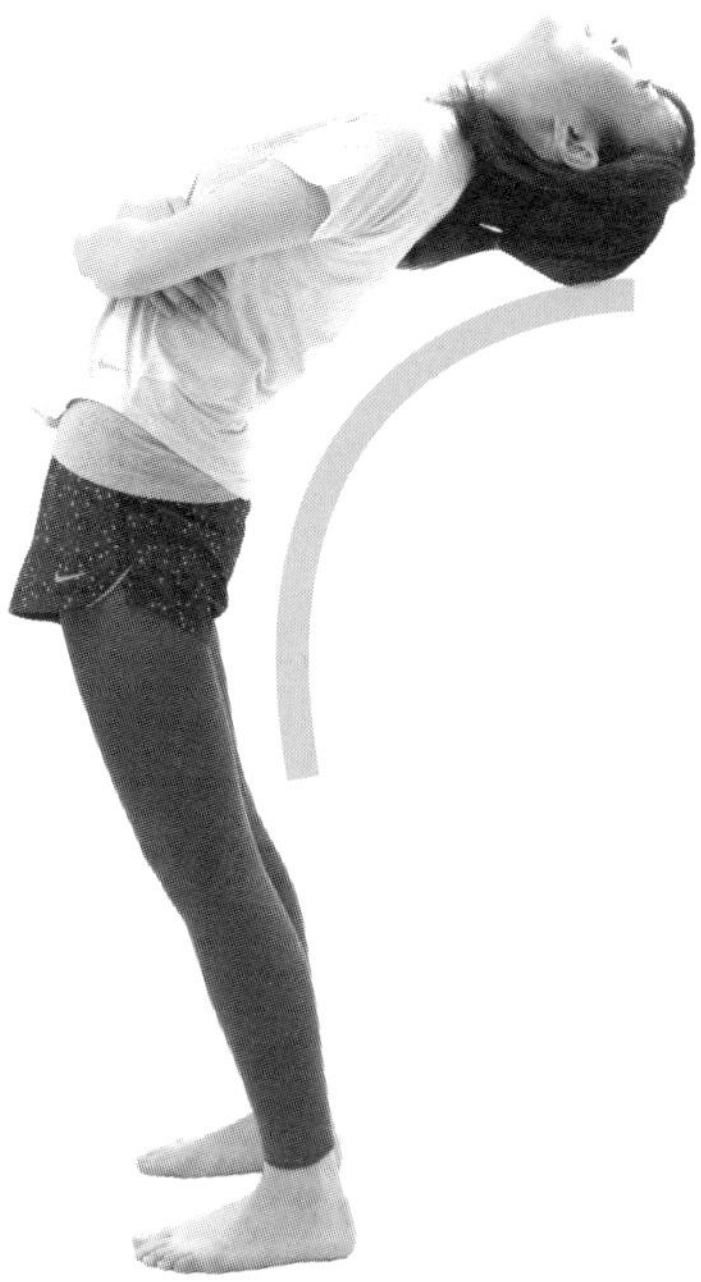

手は腰に
当ててもＯＫ
やりやすい
位置で

背中全体を後ろに弓なりに反らせますか？

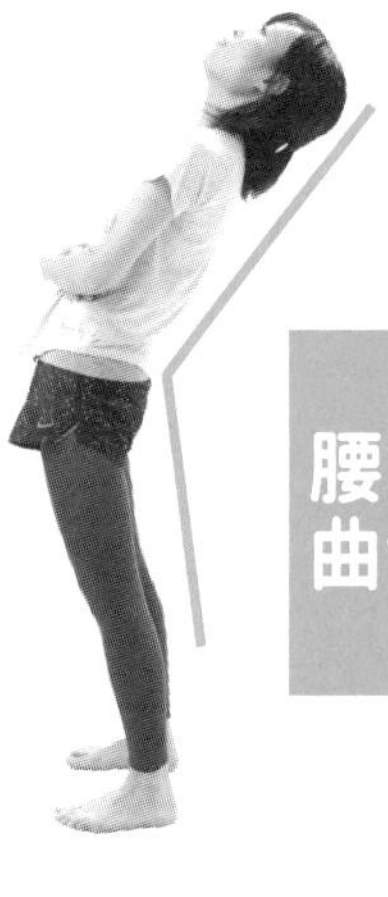

NG ①
腰だけが
曲がって
いる

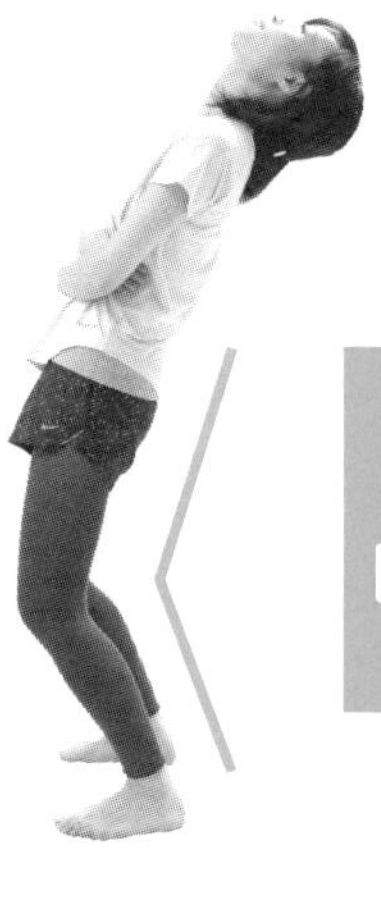

NG ②
膝が
曲がって
いる

背骨全体が反らせなかったら
左ページのストレッチへ！

胸椎横たおしストレッチ

① 右手を肋骨の真横に置き、
左手は頭を越えるようにのばす［10 秒］

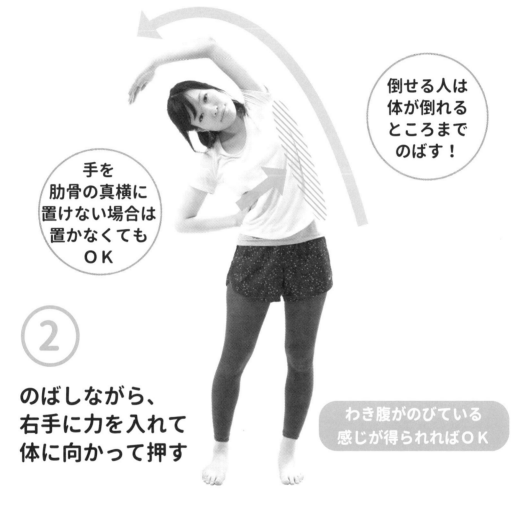

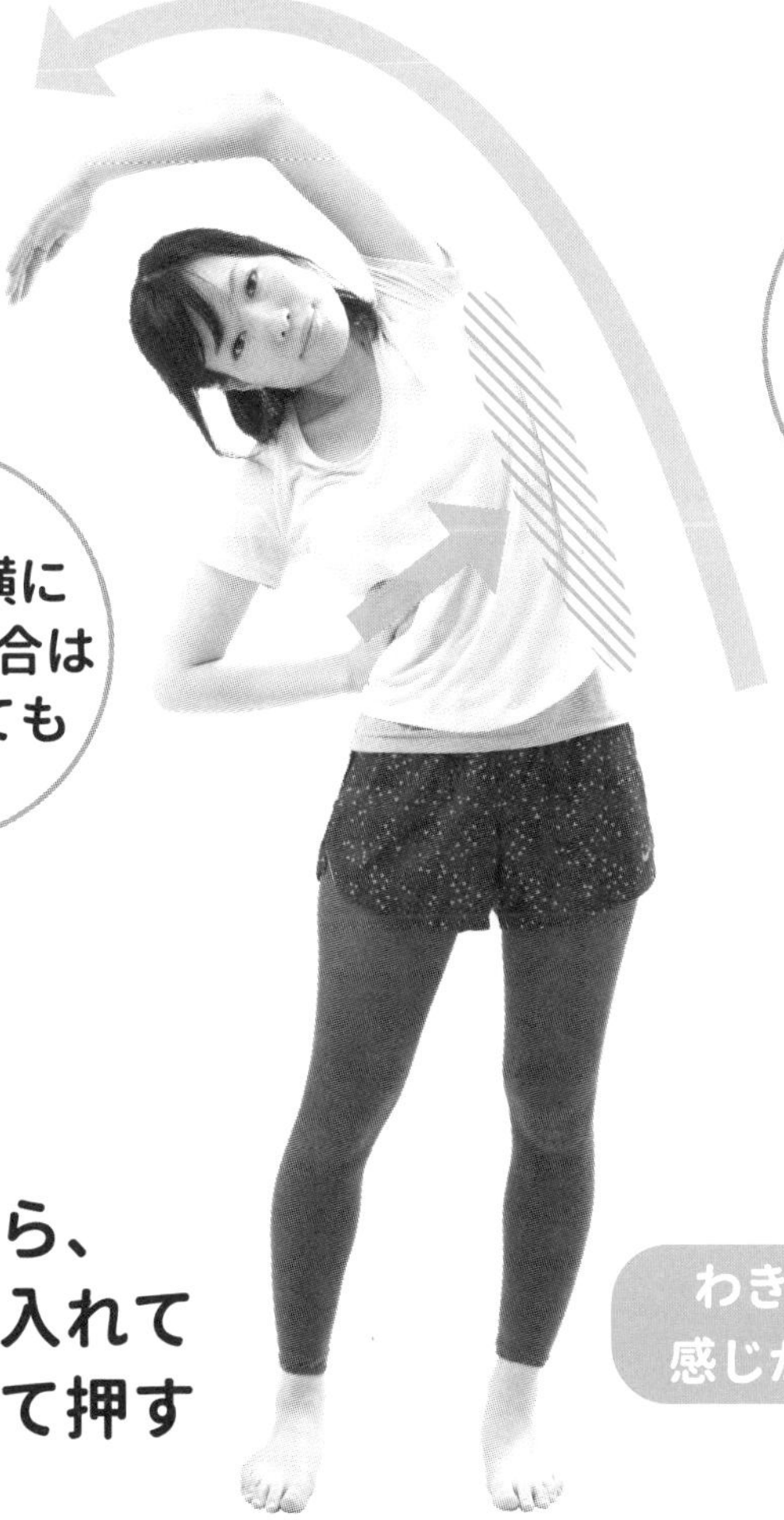

倒せる人は
体が倒れる
ところまで
のばす！

手を
肋骨の真横に
置けない場合は
置かなくても
ＯＫ

②

のばしながら、
右手に力を入れて
体に向かって押す

わき腹がのびている
感じが得られればＯＫ

③ 体をゆっくり元に戻し、
これを５回繰り返す。
反対側も同様に行う

P25の胸椎ひねりストレッチと
P27の胸椎のばしストレッチも効果的です

腰〜骨盤帯のストレッチ

〈主な対象〉
腰痛持ちの人

腰椎〜骨盤帯ストレッチ（座位）

①

椅子に浅く座り
骨盤を後ろに倒す

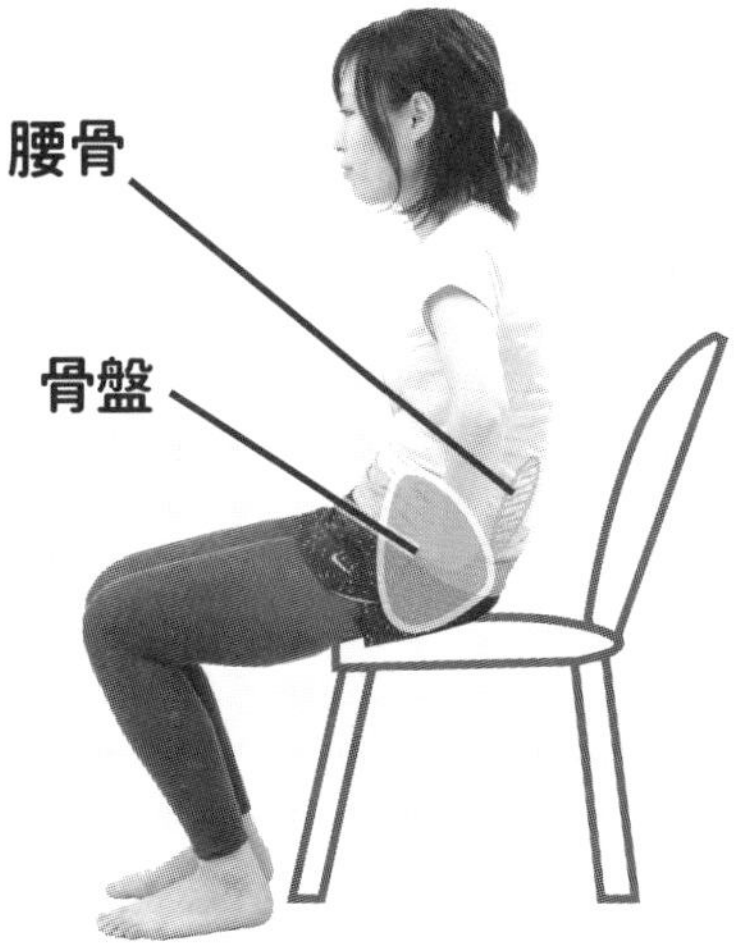

②

骨盤を
前に起こす
［5 秒キープ］

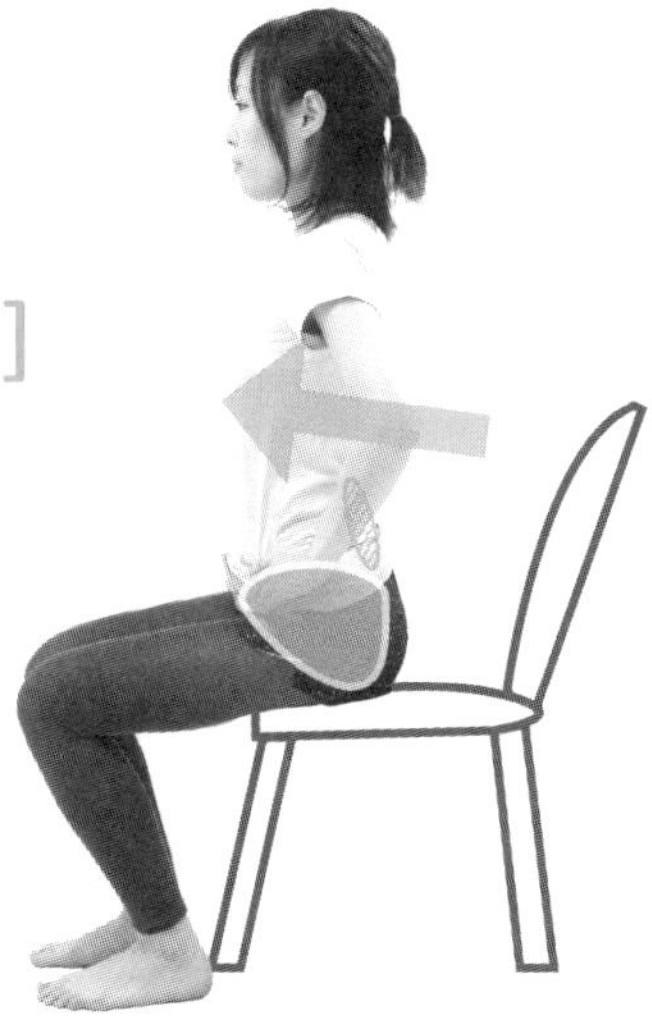

腰骨と
骨盤を
一緒に
動かす！

③

これを 5 回繰り返す

Check!

背骨を支える土台が骨盤です。ストレッチを行う際は腰骨だけではなく、骨盤も大きく動かすことを意識しましょう。

腰椎〜骨盤帯ストレッチ（床）

① 仰向けに寝て両足を直角に曲げ、浮かせる

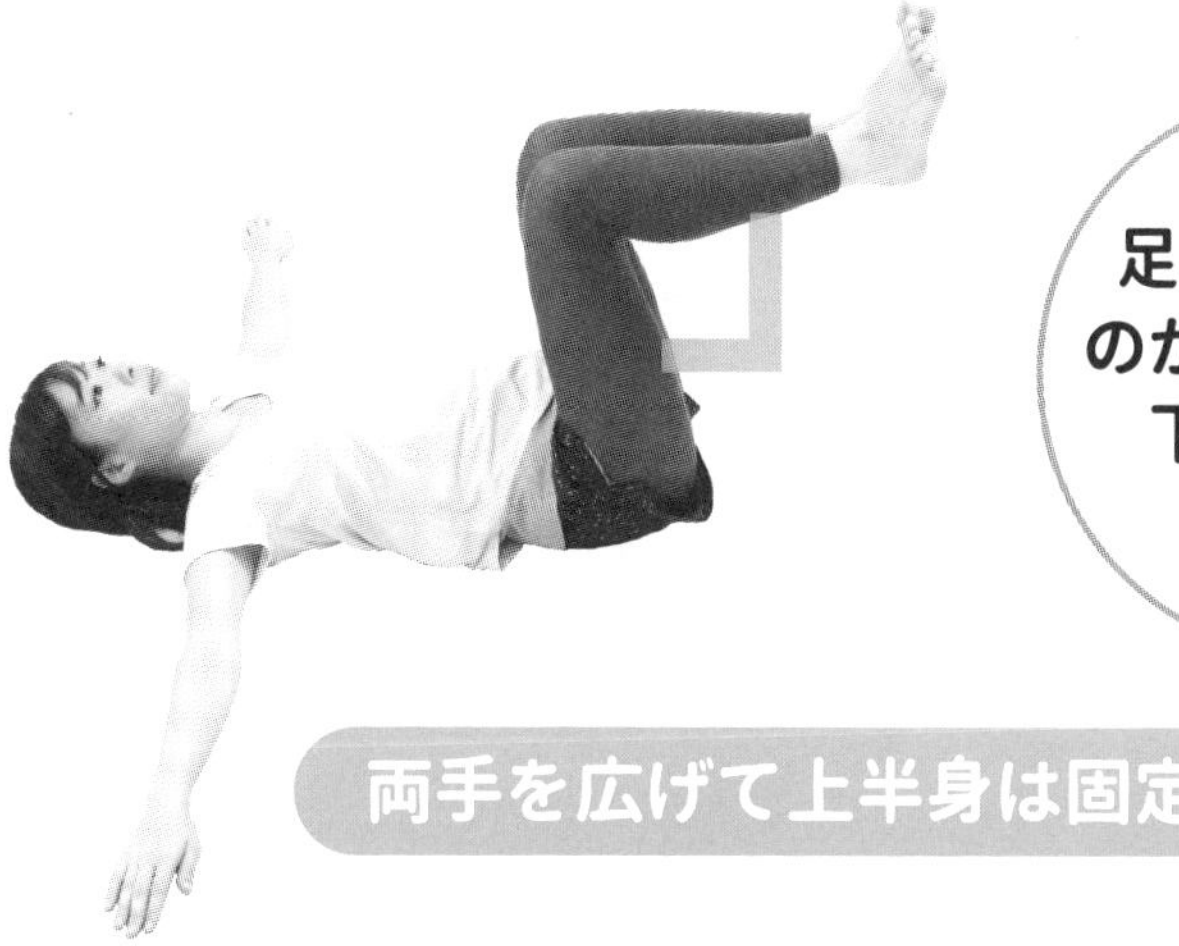

足を浮かせるのが難しい人は下げた状態でもＯＫ

両手を広げて上半身は固定する

② そのまま足のみを左右に倒す ［20 秒］

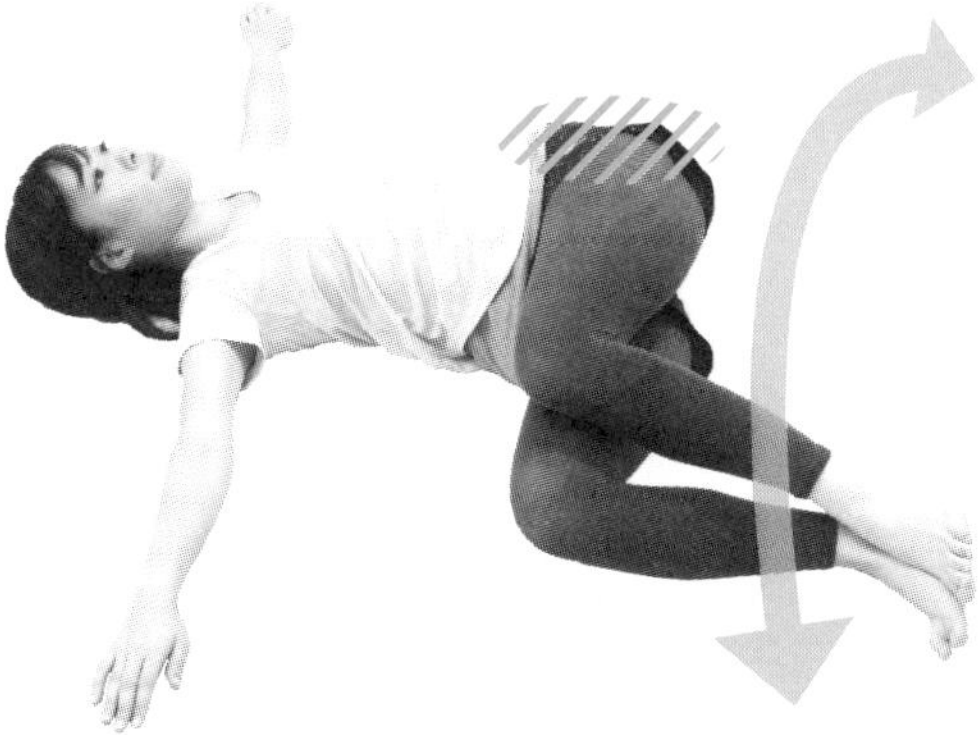

上半身はしっかり固定！

できる人は床まで倒す

腰骨周りがのびる感じがあればＯＫ

③ これを５往復する

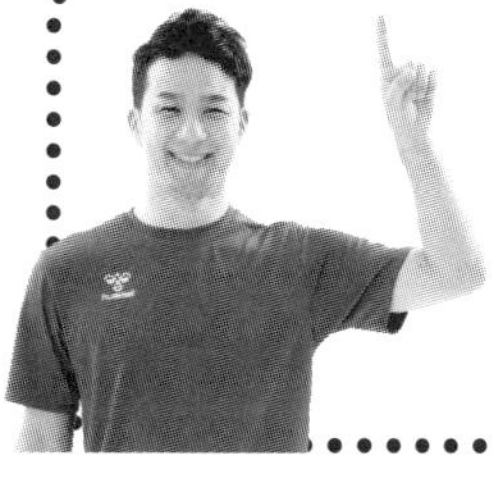

同じストレッチで座位と床の２パターンあるものは、床の方がストレッチ強度が高い（＝効果的）です。その分難しくなるので、できる方から取り組んでください。

お尻のストレッチ

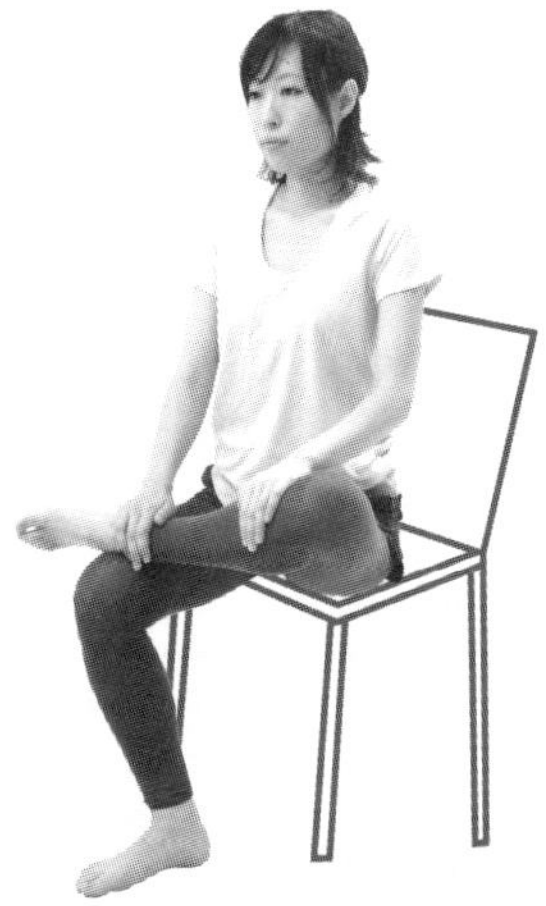

①

椅子に浅く座り、
左足の外くるぶしを
右足太ももの上に置く

②

首・背筋を
曲げずに
お辞儀をして
お尻をのばす

[20秒]

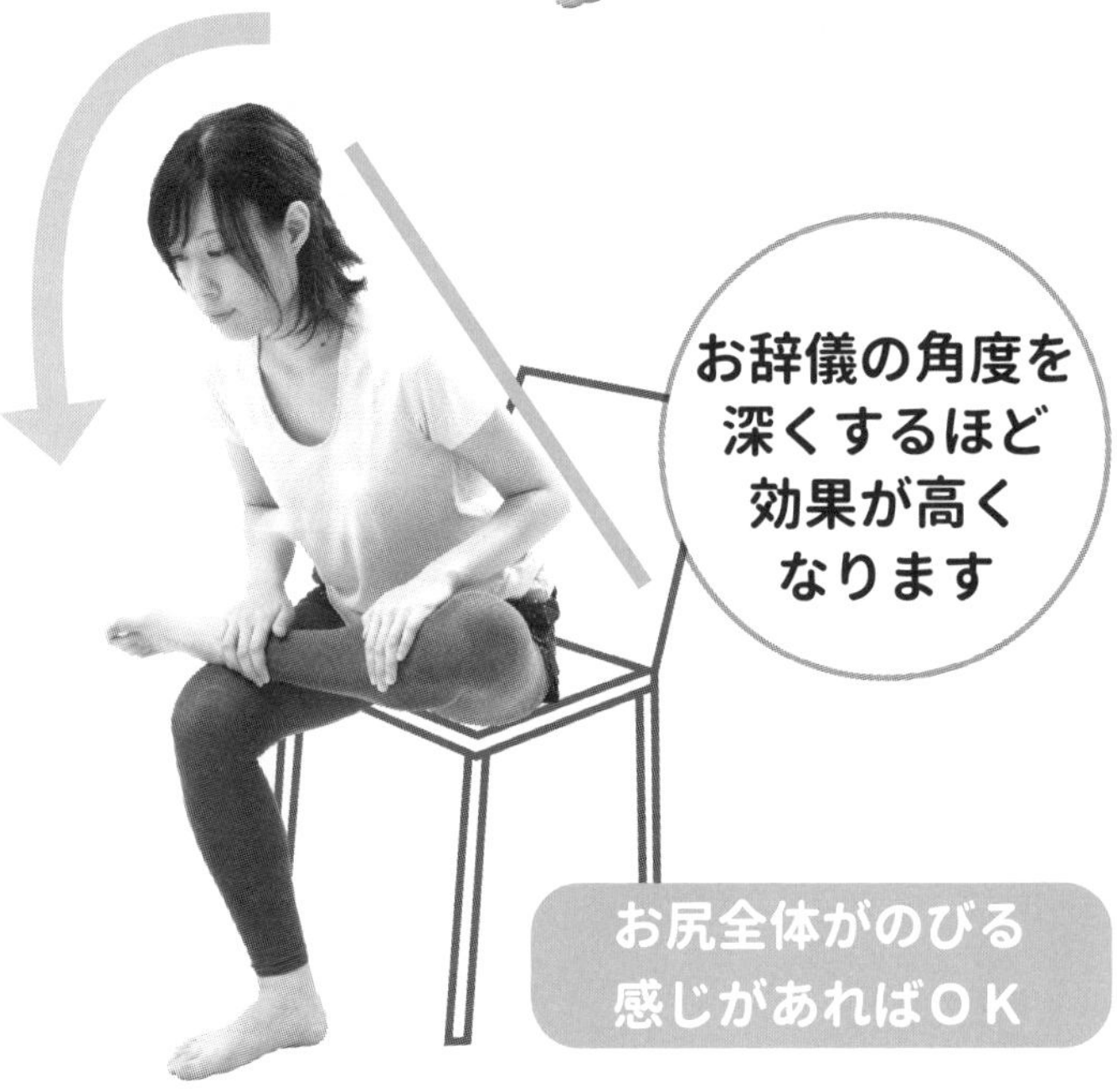

お辞儀の角度を
深くするほど
効果が高く
なります
お尻全体がのびる
感じがあればOK

③

5回繰り返す。
反対側も同様に行う

【腰～骨盤帯を整える理由】

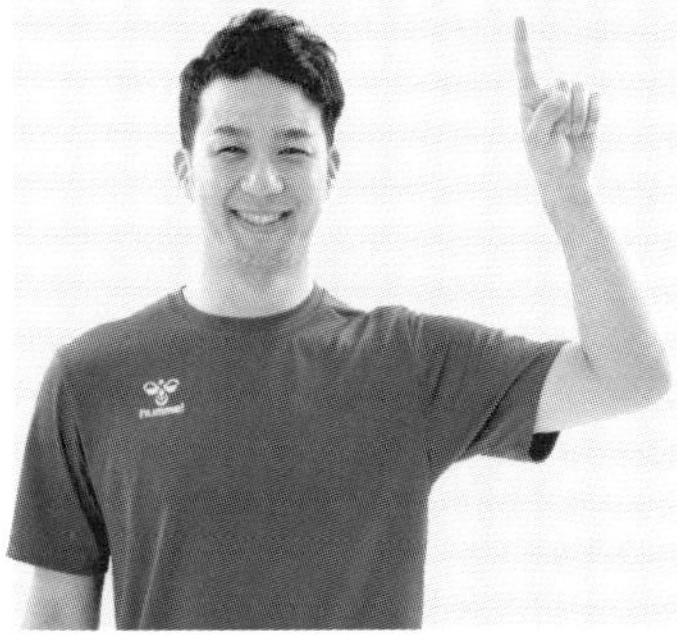

腰痛になると交感神経が刺激されて活発になるから

腰椎には交感神経の出発点があり、国民病ともいえる腰痛が起きる部位。二足歩行の人間は運動の衝撃を腰で吸収するので、日頃からケアをしてあげましょう。

足の付け根のストレッチ

1 椅子の角に座り、左足を後ろに引く。
右足は直角に曲げて支えとする

2 左足の付け根をのばすように
付け根を床に向けて沈ませる ［20秒］

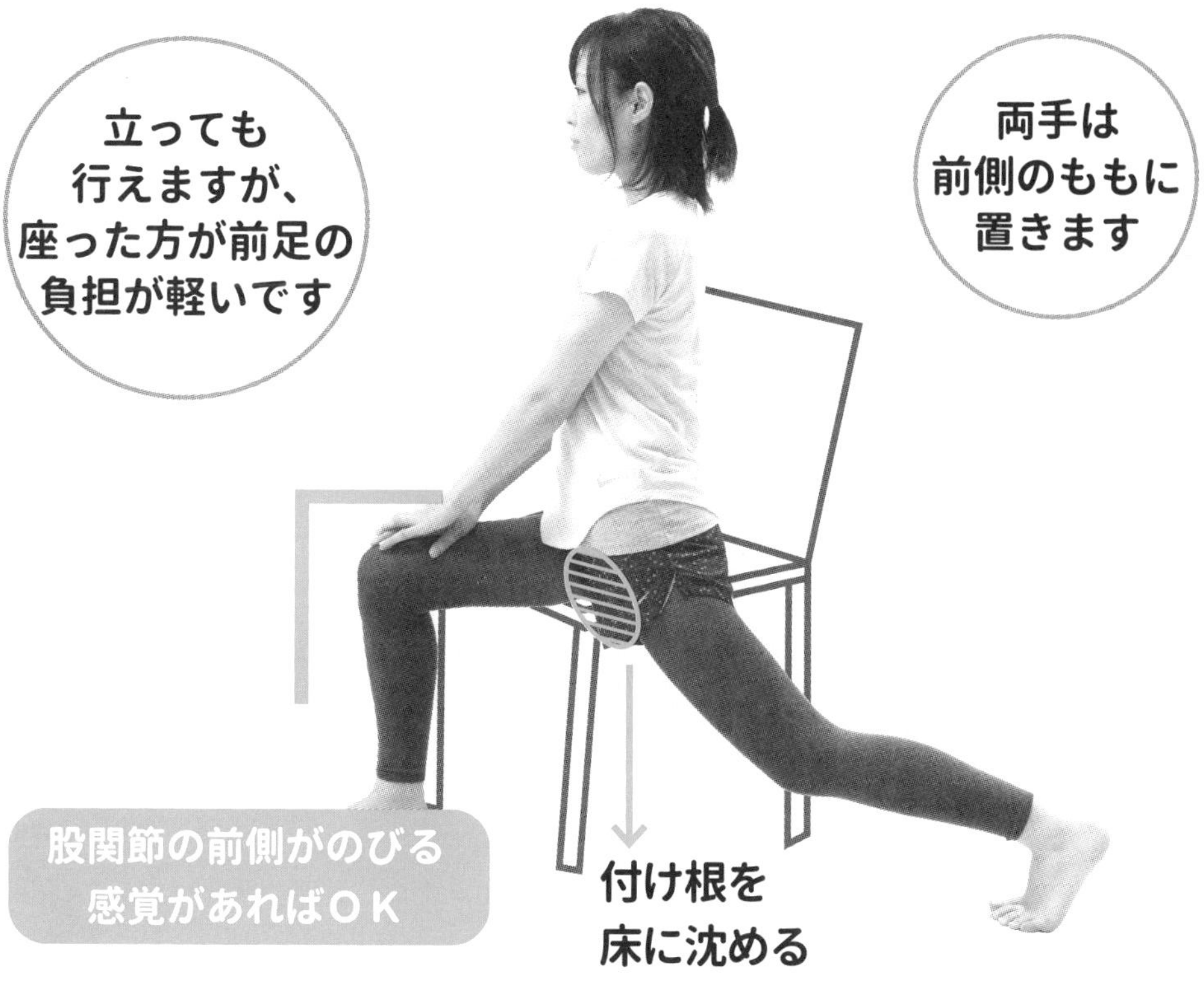

立っても
行えますが、
座った方が前足の
負担が軽いです
両手は
前側のももに
置きます
股関節の前側がのびる
感覚があればＯＫ
付け根を
床に沈める

3 ゆっくり元に戻し、これを５回繰り返す。
反対側も同様に行う

全身のストレッチ

〈主な対象〉
ストレッチを行ったすべての人

2章
体のストレッチ

背骨曲げのばしストレッチ

① 椅子に浅く座り、
首から骨盤までを全て丸めて
手で両足首を掴む
[5 秒]

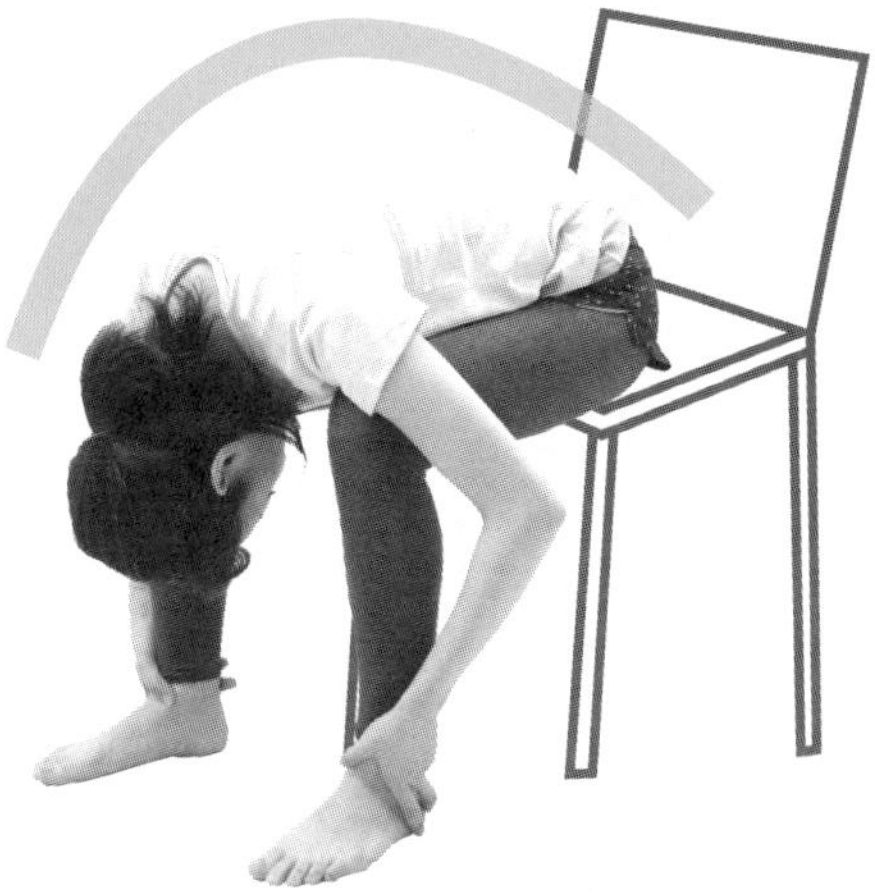

しっかり呼吸をしながら行いましょう

② 首〜骨盤まで
反らすように
全身をのばす
[5 秒]

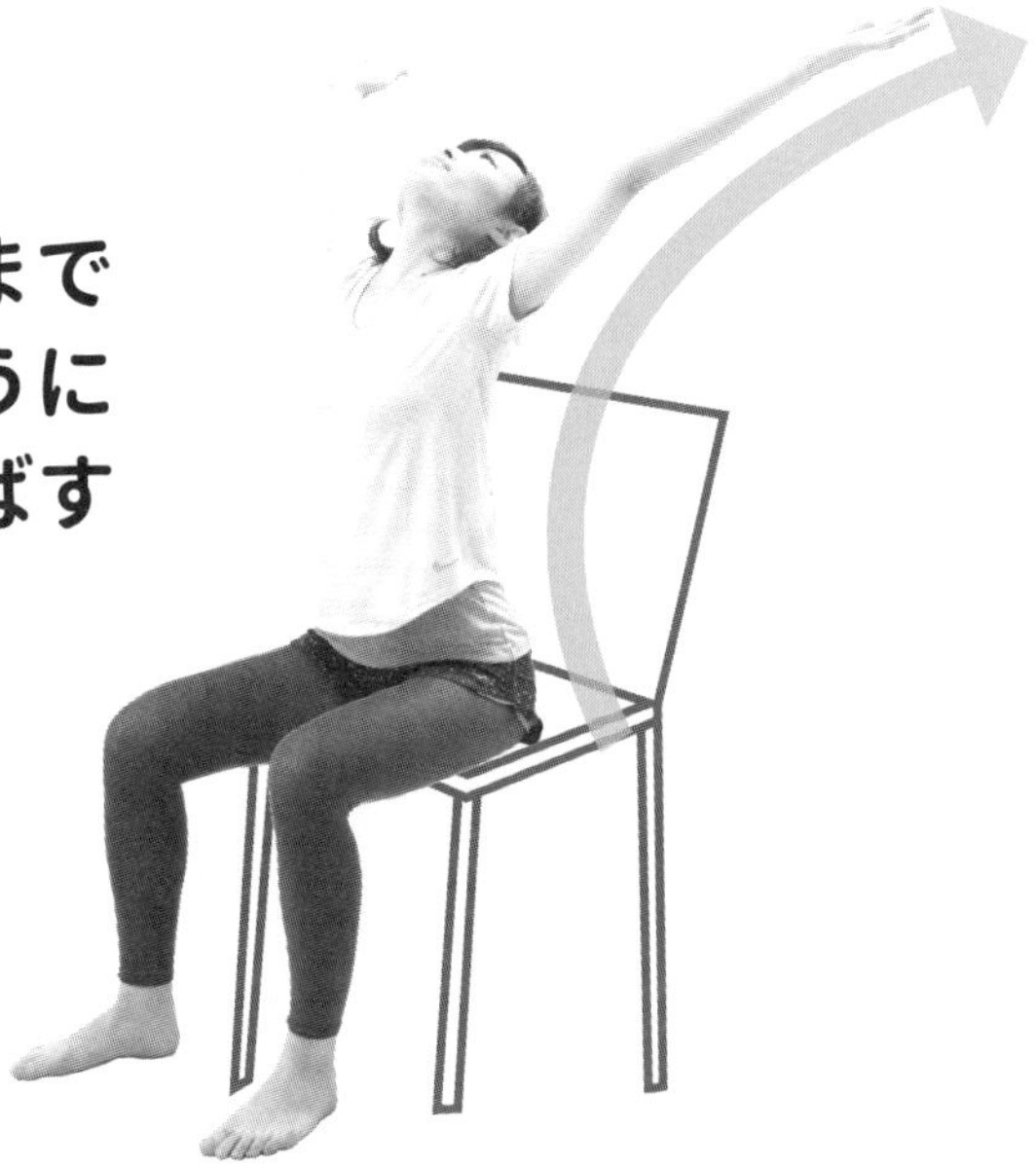

③ 曲げのばしを 5 回繰り返す

全身のびストレッチ

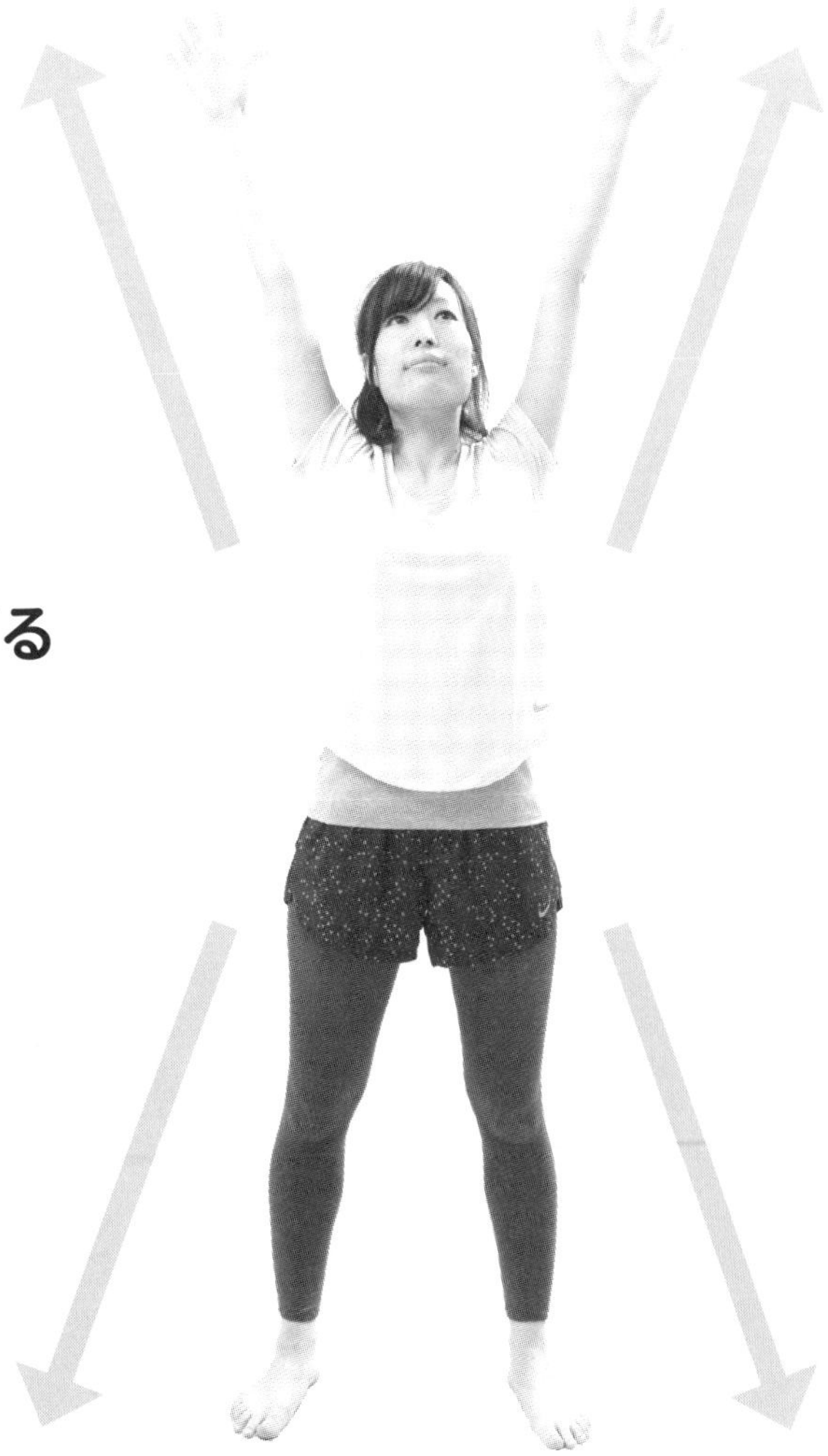

①

立った状態で、
全身を引っ張られる
ようにぐーっとのびる

[10 秒]

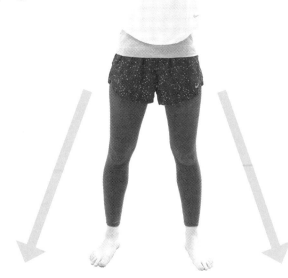

指先から頭、
背骨、足の指まで
全身を気持ちよく
のばす！

②

一度楽にして再びのびる。
これを５回繰り返す

-Check!-

全身ストレッチは、他のストレッチの「締め」として最後に必ず行いましょう。
自律神経が最も理想的な状態になるには、全身の状態が良いことが重要です。
四肢と背骨が引っ張られる動きは、自律神経にとって非常に良いのです。

コラム2　動的ストレッチと静的ストレッチ

体の動かし方で効果が変わる

みなさんはストレッチをどのように行っているでしょうか？「書いてある指示通りにやる」というだけでも、もちろん効果はあります。しかし、**同じ「のばす」という動作でも、少し動かし方を変えることで刺激される自律神経が変わります。**

1つは**「静的ストレッチ」**。これは多くの方がイメージする方法でしょう。静かに落ち着いて呼吸をしながら、1カ所のみをじっくりのばします。このストレッチは**副交感神経が働く**ため、リラックスにつながります。

もう1つは**「動的（ダイナミック）ストレッチ」**です。文字通り反動をつけて大きな動きを用いたストレッチとなります。**ラジオ体操のような動き**と言うとイメージしやすいと思います。

本書のストレッチを動的に行う際は、「これ以上行かない」というところまで反動をつけて、全力を出したときを100％とすると30％程のスピードと力で反復して行います。これにより、**交感神経が刺激されて**シャキッとした気持ちになるでしょう。

そのときの状態によって、どちらを行うか選んであげるのもいいですね。

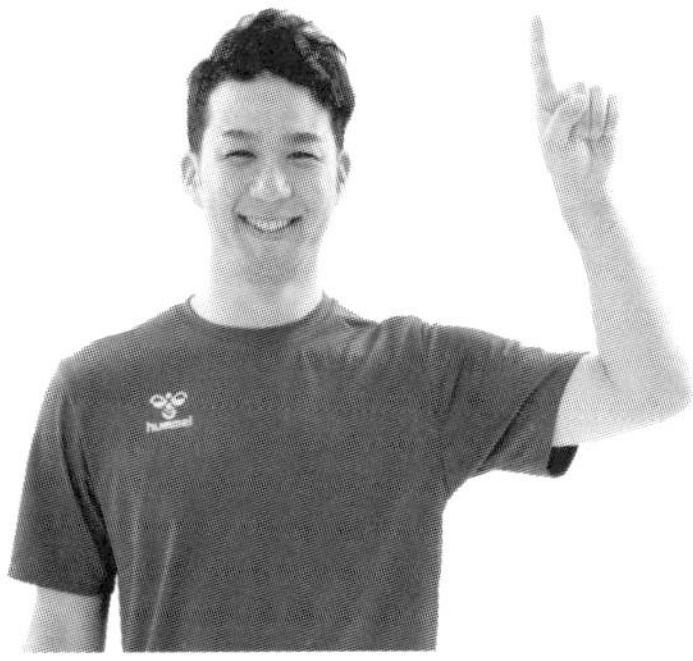

動的ストレッチは強く行いすぎると筋肉や筋を痛めてしまうので、十分注意してください

3章

自律神経を整える日常のセルフケア

日常で大切な6つのポイント

3章
日常のセルフケア

少しの工夫で体は整う

第2章で紹介した今すぐできる「体」へのアプローチの他にも、日常生活の中で自律神経を整える方法があります。

それが、皆さんが毎日行っている**「呼吸」「歩き方」「食事」「入浴」「睡眠」「内臓の働き」の6つ**です。いずれも自律神経にとって重要で、日々実践することで体の調子が整っていきます。

私たちの指先に至るまでの全身とそれらを調整している自律神経は表裏一体の関係にあります。もちろん手軽なストレッチなどできるものから取り組んでいただくことも効果的ですが、より自律神経を万全な状態に整えたい場

日常における6つのポイント

1. 呼吸 [→P40]
2. 歩き方 [→P46]
3. 食事 [→P48]
4. 入浴 [→P50]
5. 睡眠 [→P52]
6. 内臓を整える [→P54]

できそうなものから取り組めばOK！

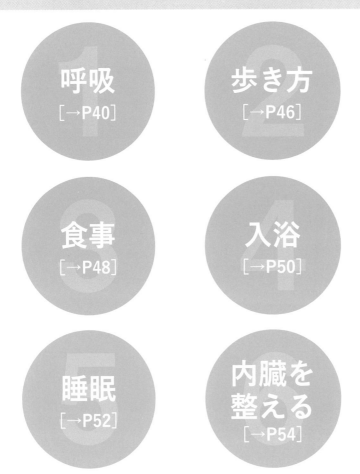

自律神経を意識した1日の過ごし方

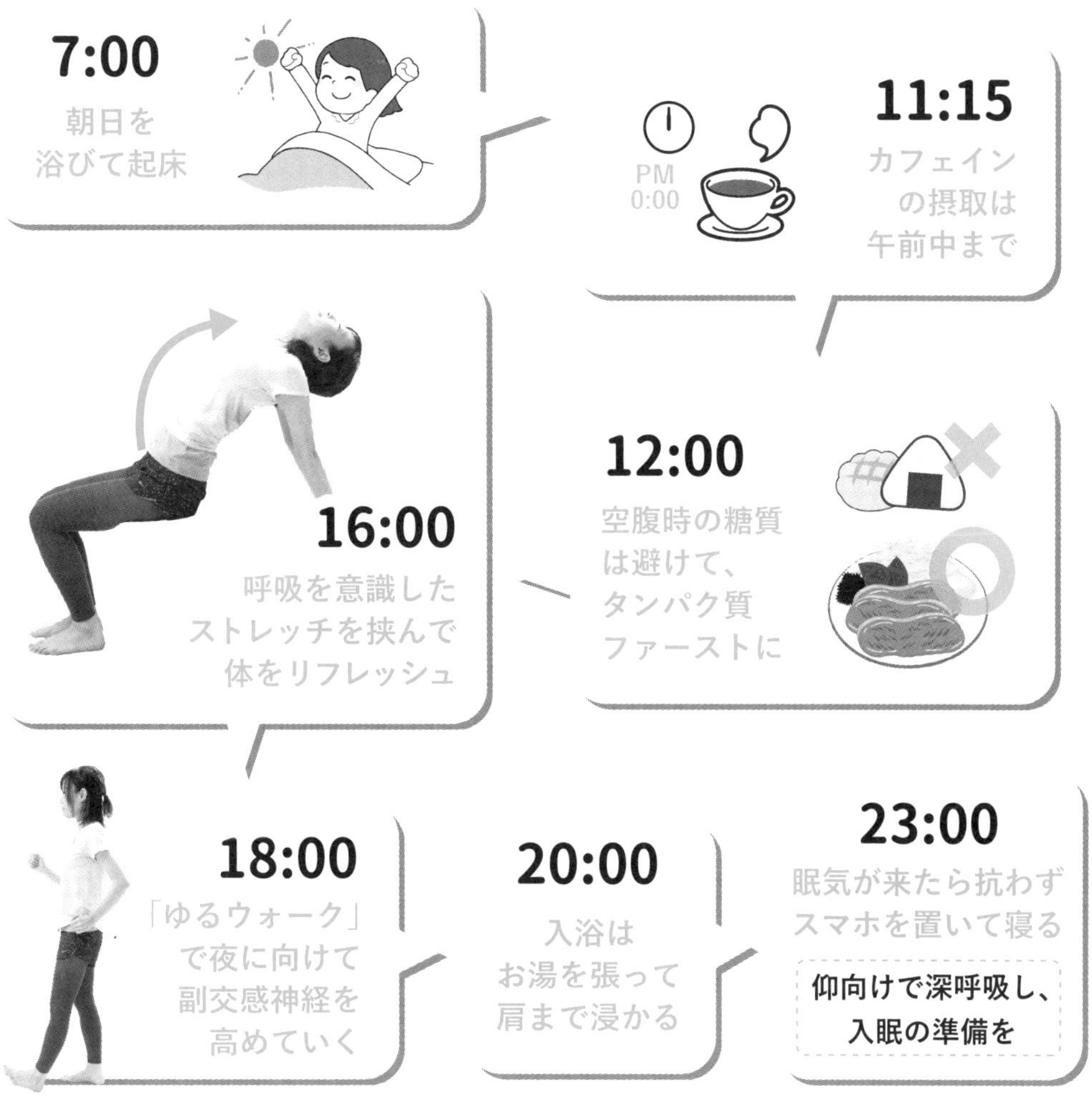
7:00
朝日を
浴びて起床
11:15
PM
0:00
カフェイン
の摂取は
午前中まで
12:00
空腹時の糖質
は避けて、
タンパク質
ファーストに
16:00
呼吸を意識した
ストレッチを挟んで
体をリフレッシュ
18:00
「ゆるウォーク」
で夜に向けて
副交感神経を
高めていく
20:00
入浴は
お湯を張って
肩まで浸かる
23:00
眠気が来たら抗わず
スマホを置いて寝る
仰向けで深呼吸し、
入眠の準備を

合は、手の先から足の先、体の内側、呼吸の仕方など、**体全体に意識を向けてみましょう。**

気負わずに行うのが一番

日頃からできる6つのポイントをご紹介していきますが、気をつけていただきたいのが**「あれもこれもやらなきゃ！」と思わないこと**です。どれも自律神経を整えるのに効果的なことではあるのですが、すべてを完璧にこなそうとしなくて大丈夫です。「今日はこれを意識してみよう」「そういえば今はこれができそうだな」と思いついたときに取り組むのもOKです。**自律神経を整えるコツは「気負わずに行うこと」**ですので、日常生活の中でご自身のリズムに合うものを見つけてみてください。

Breathing

1

呼吸

呼吸は自分の意識で自律神経をコントロールできる、唯一にして万能な方法です。２種類の呼吸をうまく活用して自律神経を整えましょう。

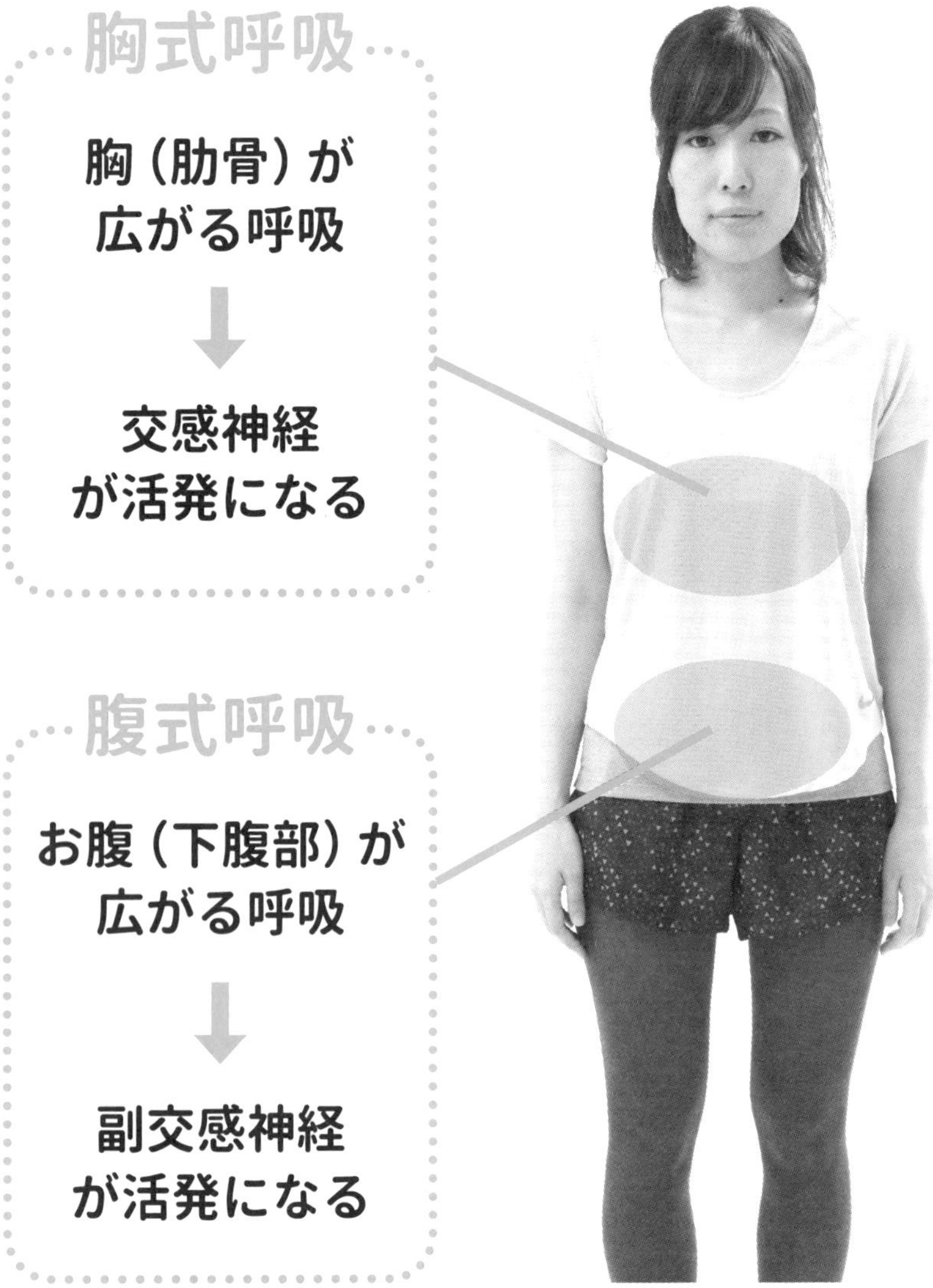
胸式呼吸
胸（肋骨）が広がる呼吸
交感神経が活発になる
腹式呼吸
お腹（下腹部）が広がる呼吸
副交感神経が活発になる

自分に合う呼吸とは？

自律神経の観点から言うと、「胸式呼吸が交感神経」「腹式呼吸が副交感神経」の働きを活発にします。

　腹式呼吸の方が体に良いと思っている方も多いですが、それは現代人の多くが交感神経優位な状態にあるためです。**リラックスのためには腹式呼吸が推奨**されます。一方で何だかボーッとしてシャキッとしない場面では、**胸式呼吸を行うとリフレッシュ効果が期待できます**。自分に適した呼吸法を取り入れてみましょう。

　どちらの呼吸も、「吸う時間：吐く時間＝1：2」を意識し、2～5分かけてじっくり呼吸してみてください。

呼吸エクササイズ法

呼吸に意識を向けて自分の呼吸の状態を観察し、自律神経の状態を知りましょう

① 回数を数えてみる

「吸って吐いて」を1回と数えます。平均呼吸数は1分間に12～20回と言われており、呼吸数が24回以上となると頻呼吸、12回以下は徐呼吸と呼ばれます。

② 呼吸の様式を観察してみる

仰向けになるか椅子に腰かけて、鼻から息を吸い口からゆっくりと吐きましょう。吸ったとき、胸が膨らみましたか？　お腹が膨らみましたか？　それとも両方？

③ 息の大きさ、空気の流れを感じてみる

不規則な呼吸はストレスの原因になります。また、焦る気持ちや不安な気持ちが呼吸を速くします。

④ 胸周りのストレッチを行う

▶胸周りを柔らかくして、十分に呼吸ができる体をつくります

胸の前が硬いままで呼吸をしても、十分に息を取り込めないので効率的ではありません。自分の呼吸を観察して特徴がつかめたら、まず胸周りを柔らかくしてあげます。次のページから紹介するストレッチに取り組んでみてください。

胸椎のばしストレッチ

①で
息を吸い、
②で吐き
ながらのばす

① かかとを立てた正座の姿勢
から、膝は肩幅より広く開いて
両手をバンザイにし体を前に倒す

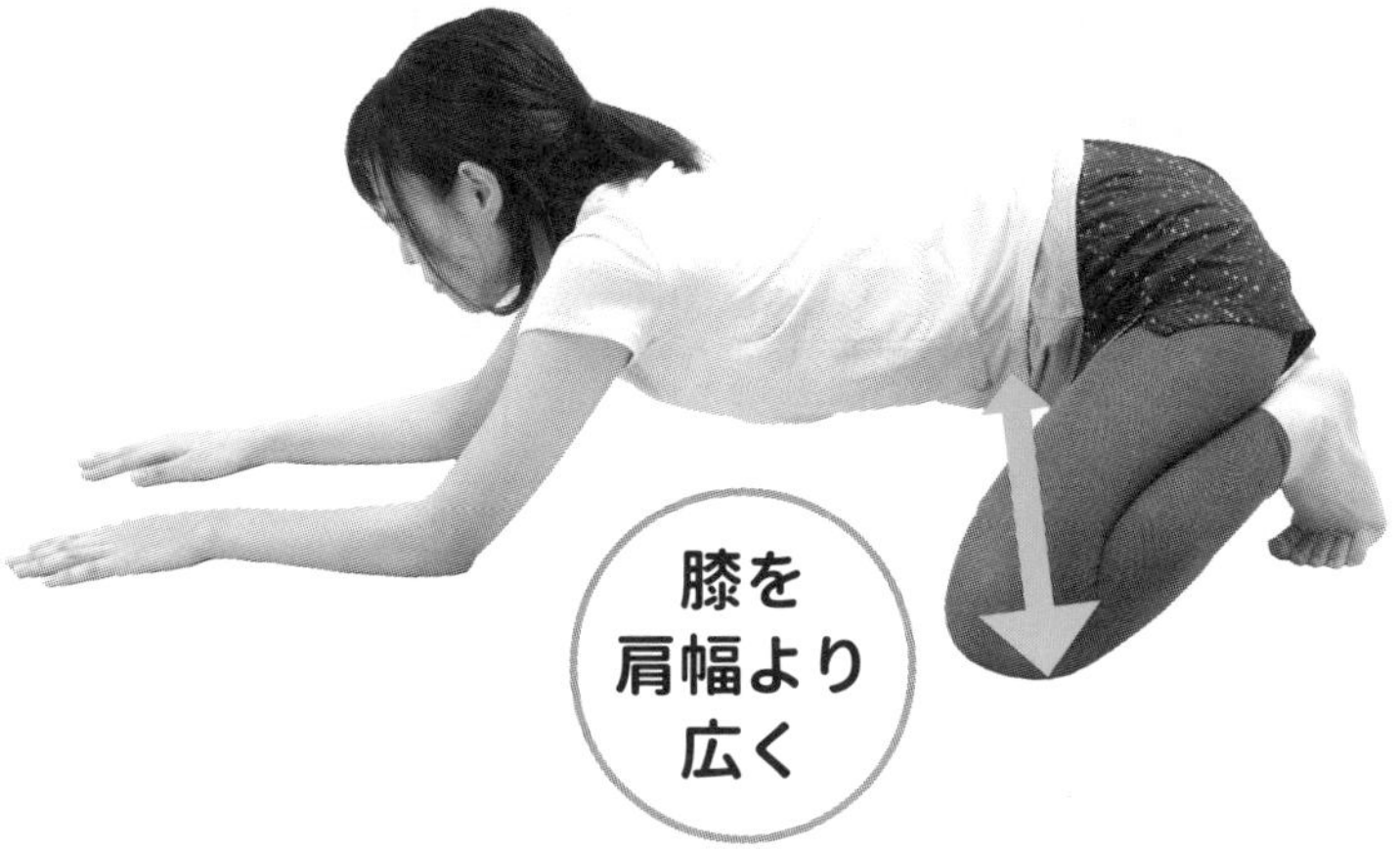

② 胸を床に近づけるようにし、
肩甲骨の間の背骨をのばす

[10 秒]

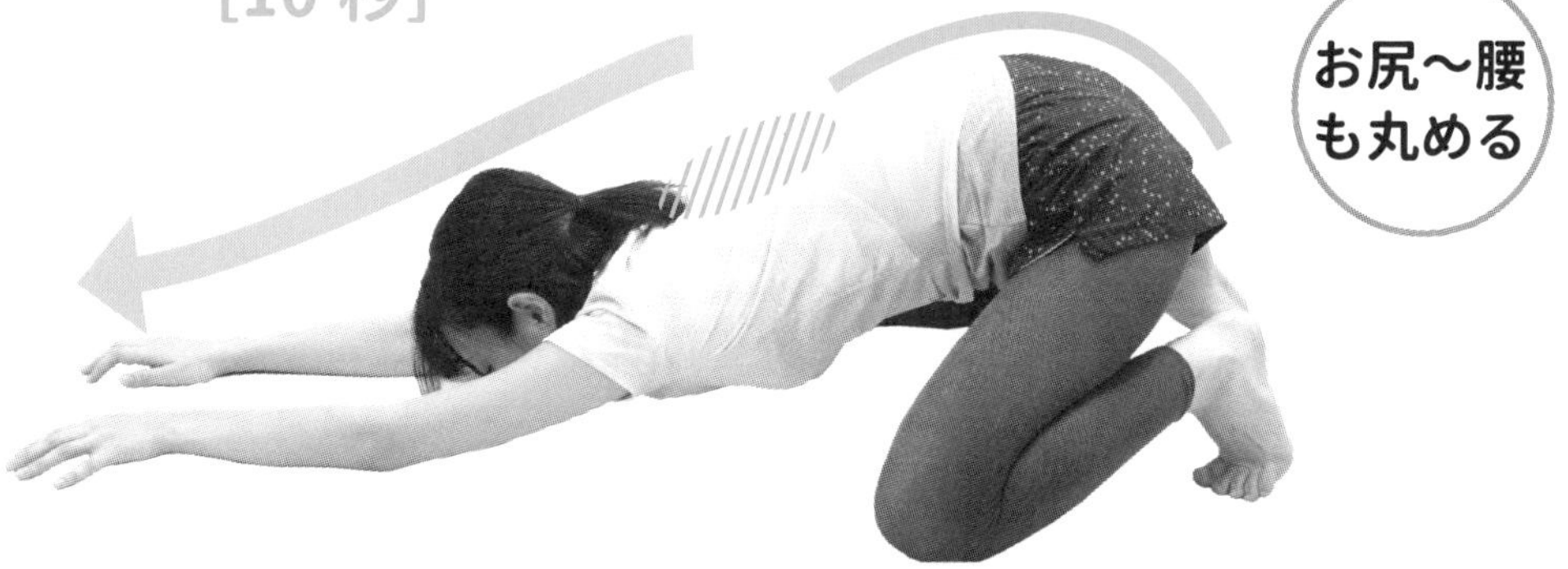

背骨がのびる感覚を得られればＯＫ

③ ゆっくり元に戻し、これを５回繰り返す

床で行えないときやこの姿勢がつらい場合は
P27 の座位バージョンで行ってください

胸を開くストレッチ

① 横向きに寝た状態から、膝を直角に曲げる。手をのばして前でそろえる

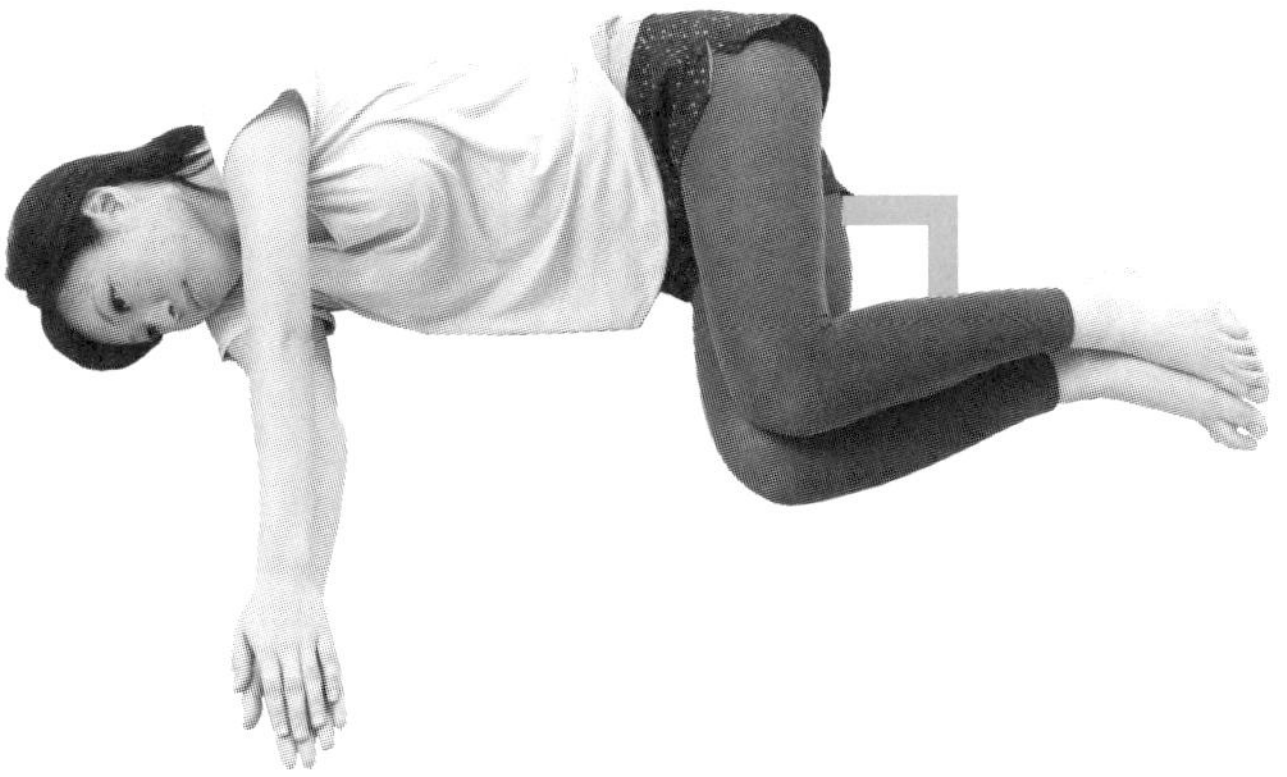

② 胸の開きを意識して、上になっている腕をできるところまで反対側に開く

[10 秒]

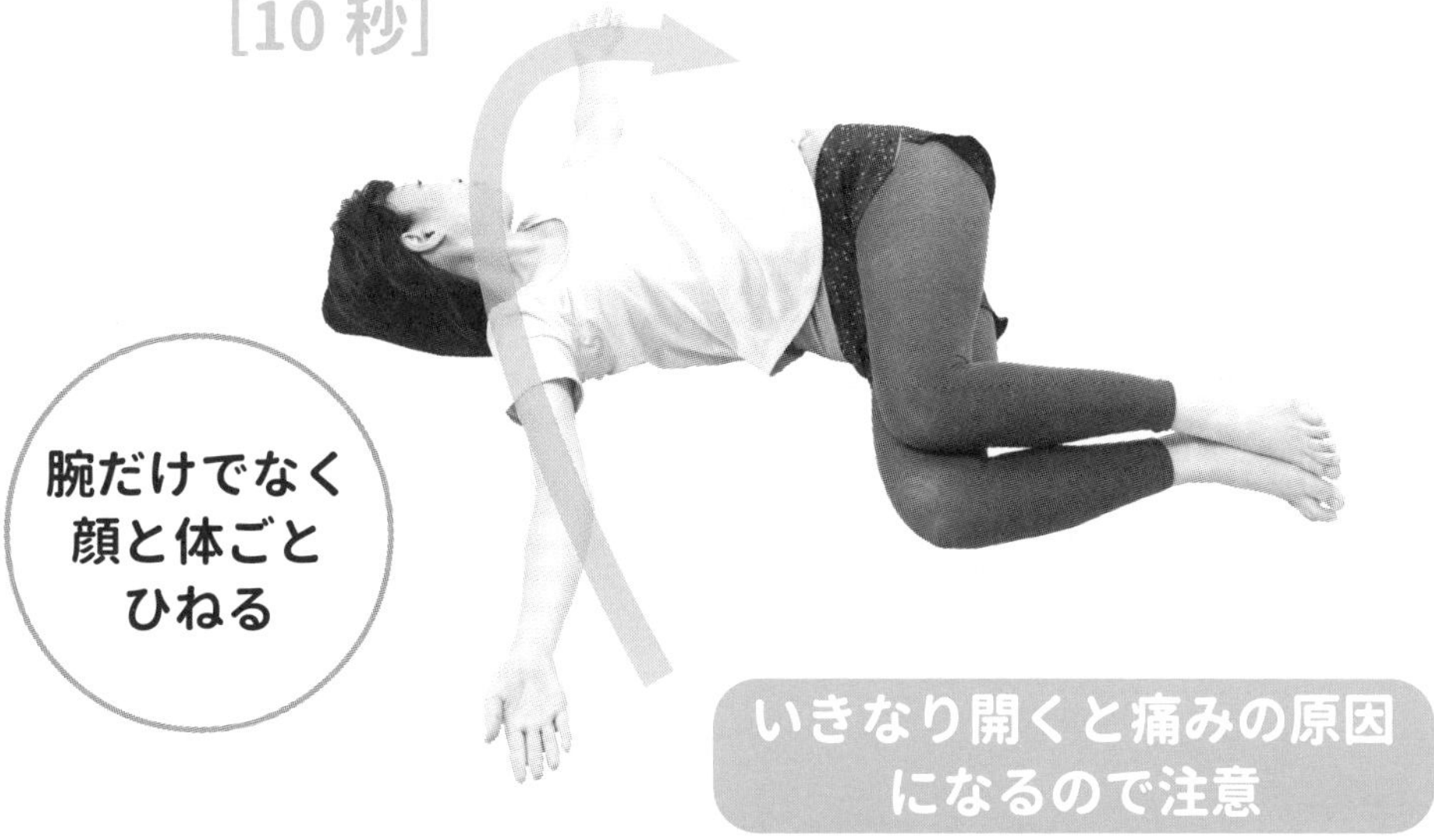
腕だけでなく顔と体ごとひねる
いきなり開くと痛みの原因になるので注意

③ ゆっくりと元に戻し、これを５回繰り返す。反対側も行う

胸下〜お腹のストレッチ

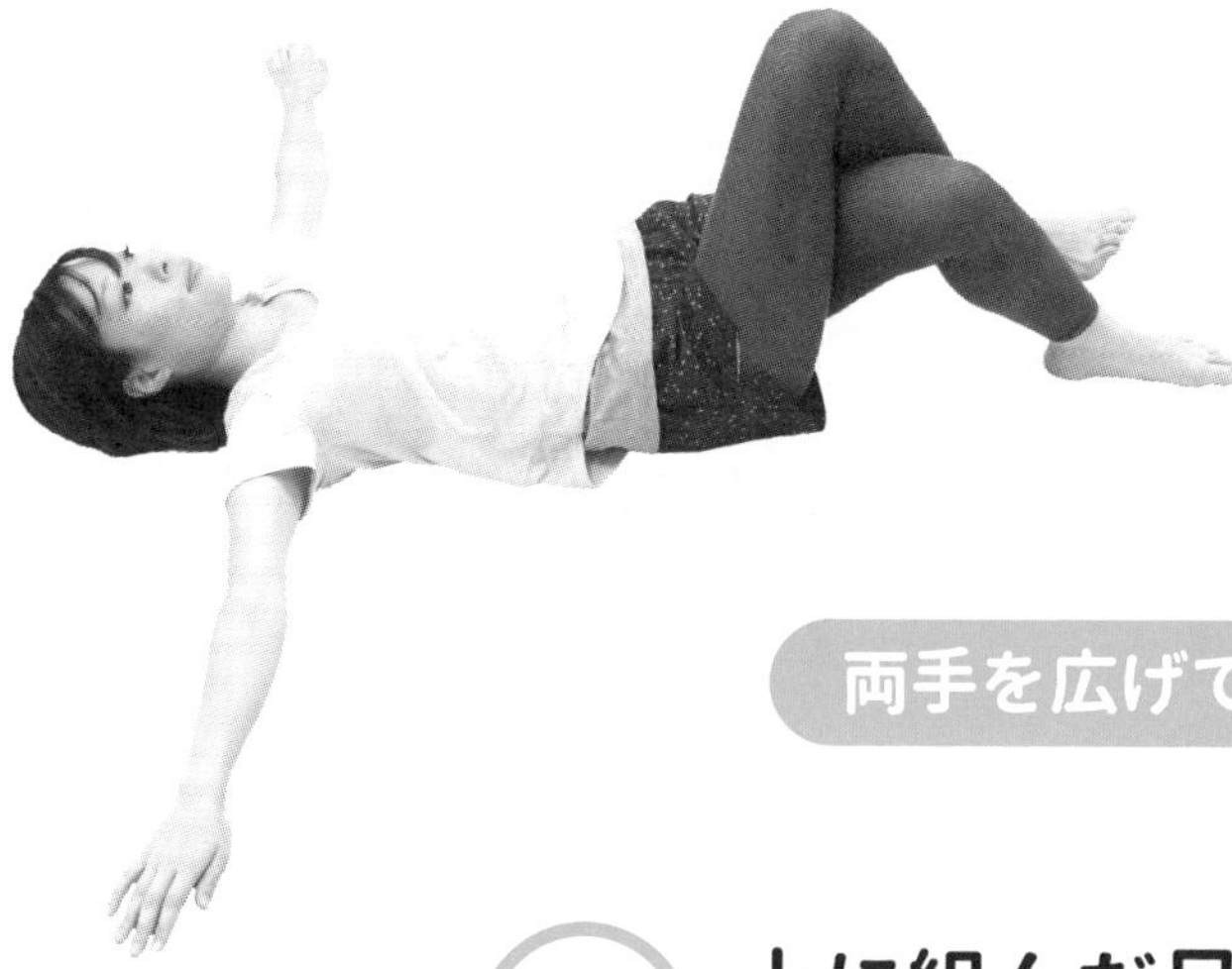

① 仰向けに寝た状態で足を組む

両手を広げて上半身は固定する

② 上に組んだ足の方に下半身を倒し、体にひねりを感じるところでのばす

[20 秒]

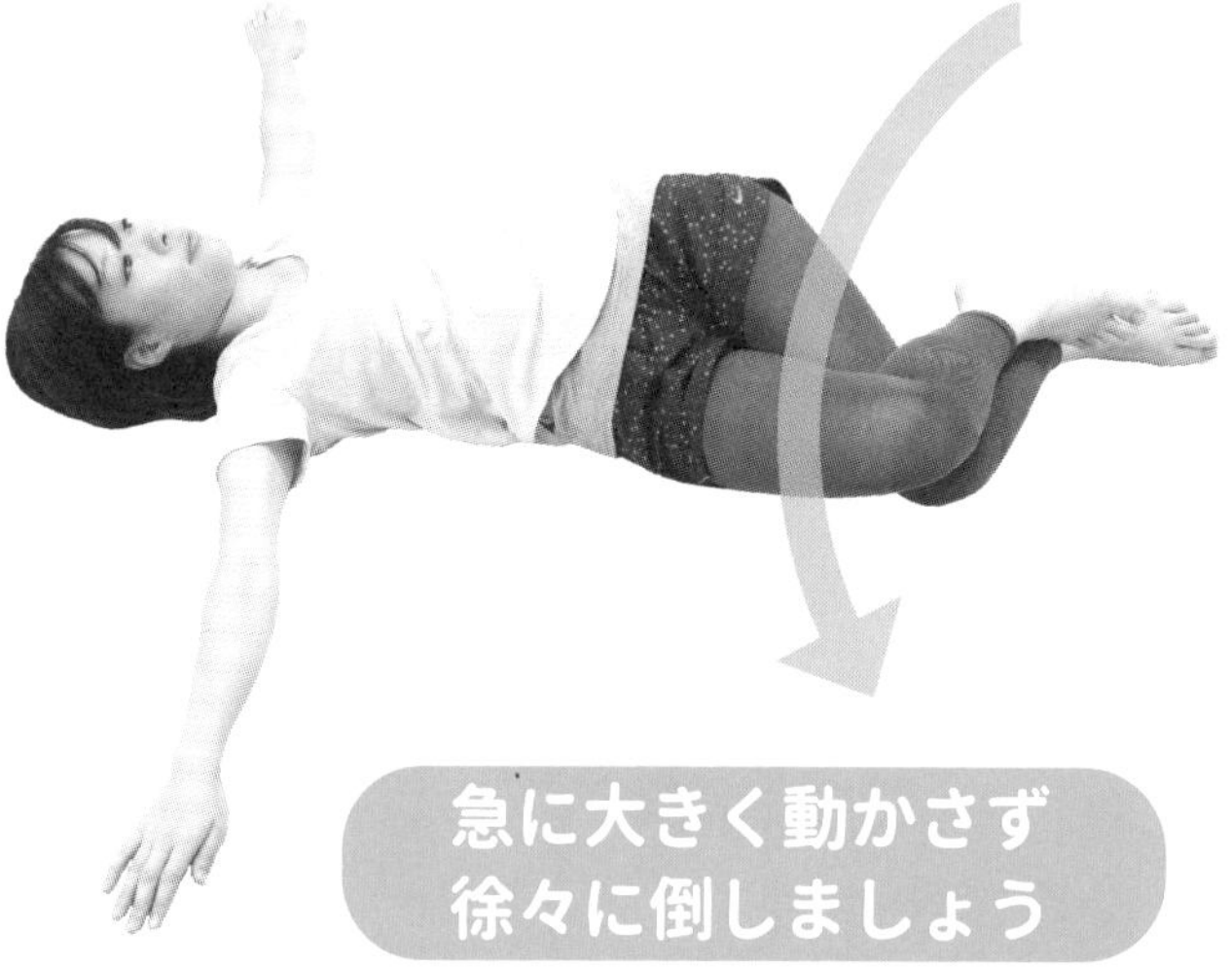

自分が「気持ちいい」と感じるところまで行うと継続しやすい

急に大きく動かさず
徐々に倒しましょう

③ これを５回繰り返す。反対側も行う

反対側を行うとき、左右の差を
感じてみましょう

横隔膜のストレッチ

① 仰向けに寝た状態で、肋骨の一番下を探す。
深く息を吸い肋骨の下から横隔膜を盛り上げる

肋骨の位置は
胸から手のひら
１つ分下を
探ってみる

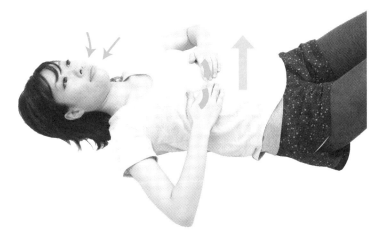

② 息を吐いた動きに合わせて
肋骨の下を指先で軽く押していく ［10 秒］

横隔膜が
下がる動きに
合わせる程度
に軽く押す

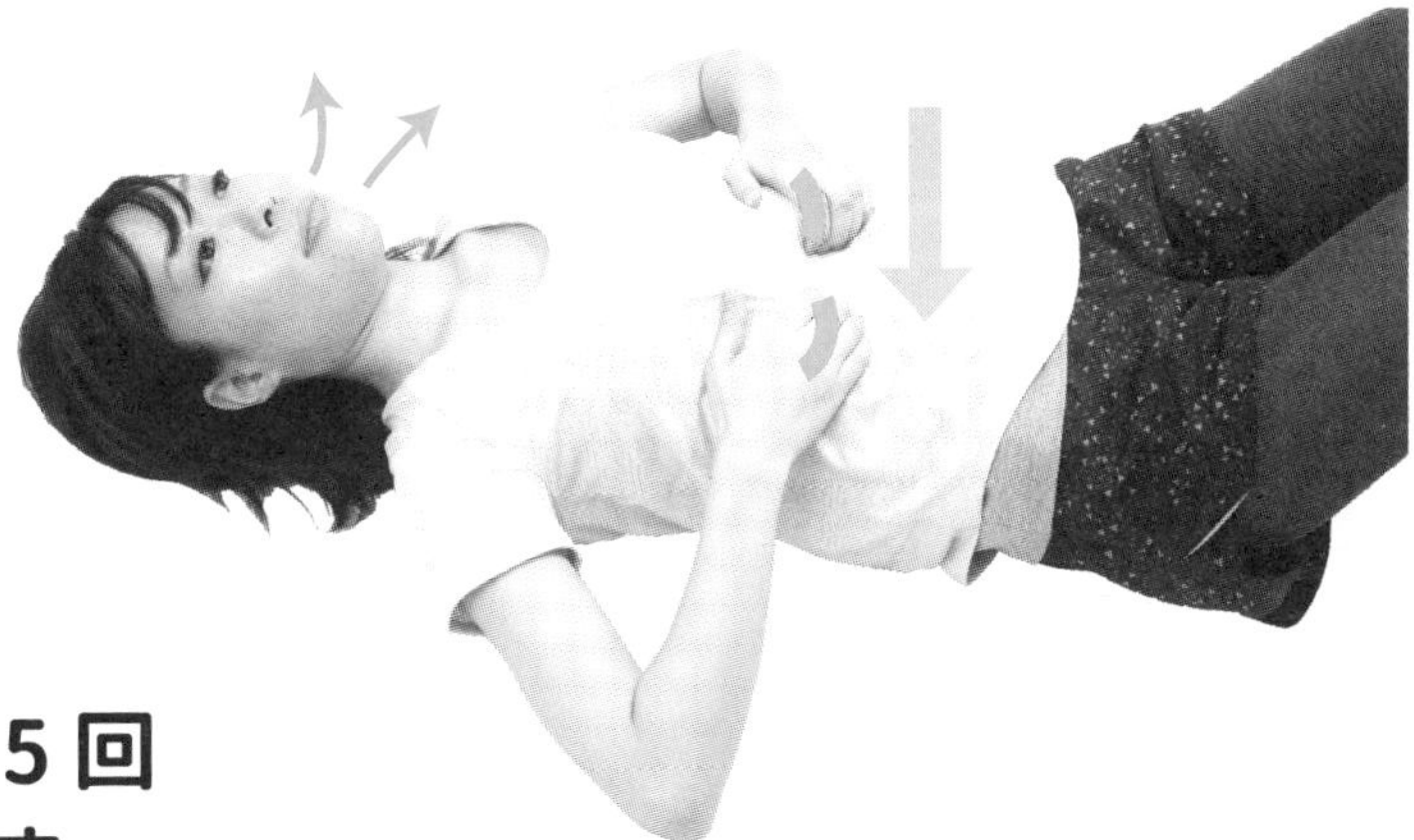

③ これを 5 回
繰り返す

-Check!-

横隔膜が硬くなっていたり胃や肝臓の調子が悪いと、横隔膜を強く押したときに違和感や痛みが出ます。自分が「気持ちいい」と思える強さで押してみましょう。

Walking

2

歩き方

習慣的な運動は自律神経にとって効果的です。そして、日常生活で最も身近で習慣化された運動が「歩行」です。これを効率よく利用しない手はありません。

① 背筋をのばす

猫背になっていると不自然に力が入った歩き方になってしまいます。

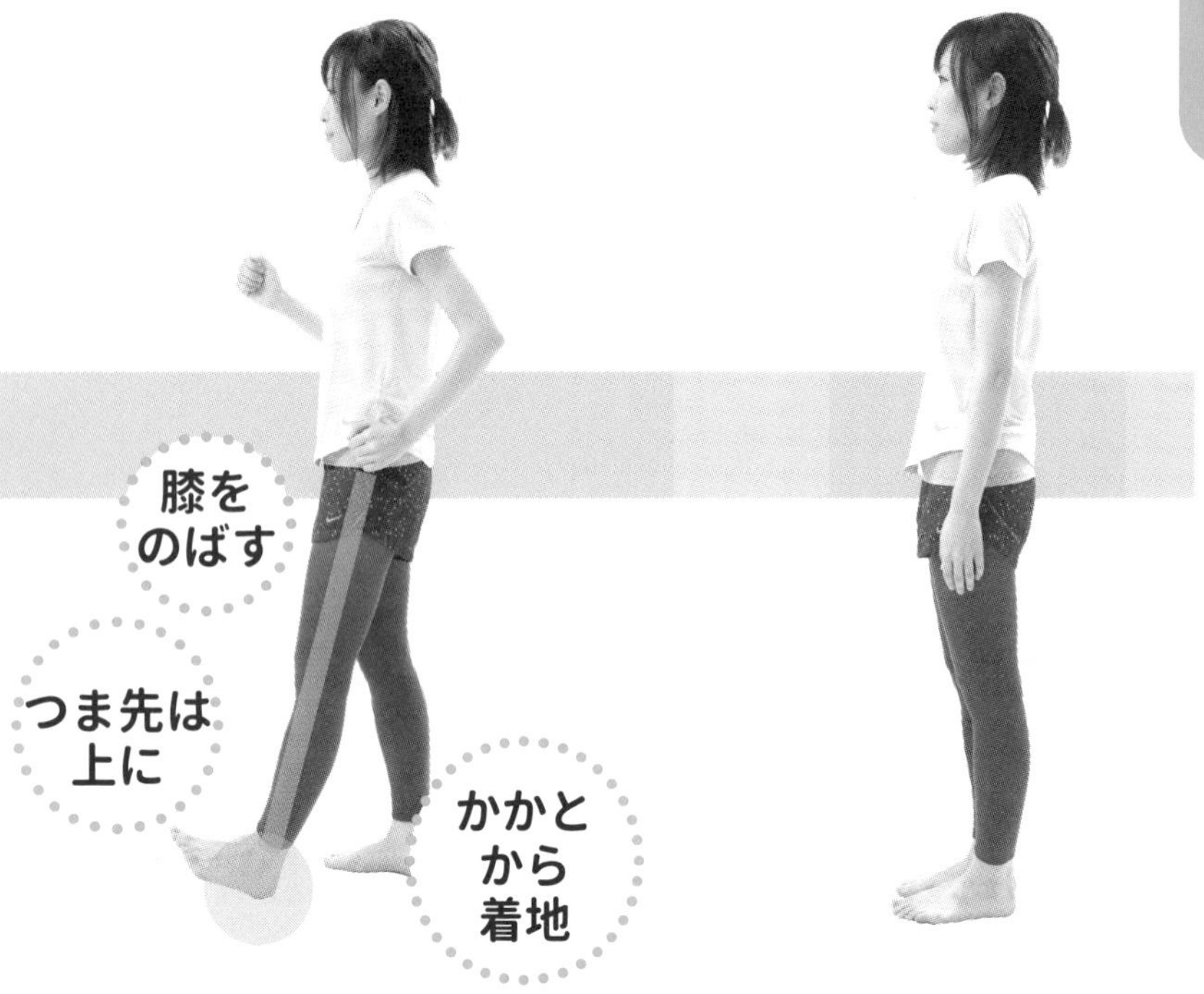

ジョギングよりもウォーキング

歩くという動作は人によって千差万別ですが、自律神経を整えるという観点では、ジョギングなどのやや運動負荷が大きい運動よりもウォーキングの方が適しています。

ジョギングでは、心拍数が大きく上昇し素早い全身的な動作となるため、全身の筋肉の緊張が高まり、**交感神経優位になってしまいがち**です。また、膝や腰への負担も大きいため、今まで運動習慣がなかった人が急に始めると体に痛みが出る可能性もあります。**運動習慣を定着させるためにもウォーキングがおすすめ**です。

② 膝をのばしてかかとから着地

かかとから接地することで「振り子」の支点を作ります。膝や腰が曲がっていると「すり足」になってしまいます。

③ つま先で後ろに向けて地面を蹴る

膝をのばし、つま先で地面を後ろに蹴り出すように意識するとより楽に、リラックスして歩行できます。

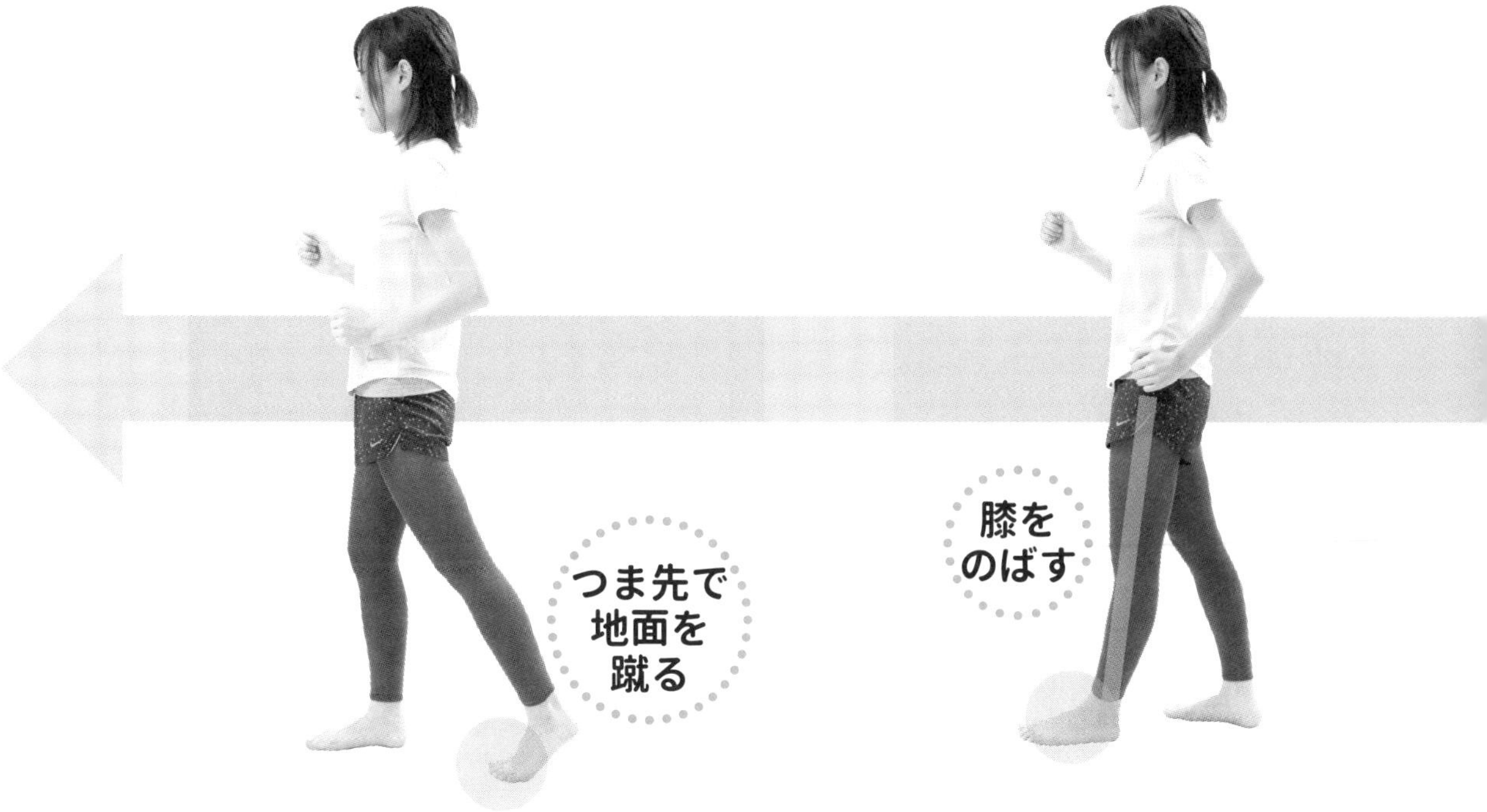

副交感神経を活性化する「ゆるウォーク」

副交感神経を活発にするためのウォーキング法として「ゆるウォーク」がおすすめです。体も心も緩んだ状態で行う「ゆる～いウォーキング」のことです。息が切れることなく、会話をしながら30分は続けられる強度が良いですね。

歩行中に不自然に力んでしまうとリラックス効果が得られにくくなるので、ここでは人体に本来備わる歩行のメカニズムを最大限利用した歩き方を紹介します。それが**「ロッカーファンクション（＝振り子運動）」を活かした歩き方**です。上の図の3つのポイントを意識した歩行を心がけると副交感神経が活性化するでしょう。

また、日光が出ている朝から昼の時間帯に行うことで、体内時計を整え、生活リズムの改善に役立つ効果も期待できます（真夏は気温に注意）。

3 食事

自律神経には食事も深く関与しています。食生活の乱れは自律神経のバランスを崩すことにつながりますので、食事についても意識してみましょう。

食後は安静に過ごそう

交感神経が働くと胃腸の活動は悪くなり、**副交感神経が働くと胃腸は活発に活動する**ようになります。つまり、食べ過ぎや消化不良を起こして胃腸に過度な負担がかかると、自律神経にも悪影響が及ぶことになるのです。

よって、食後は運動せず安静に過ごす方がいいですね。**食後に運動をすると交感神経が強く働き、消化・吸収が妨げられて消化不良になる**のです。同じように精神的なストレスも交感神経を刺激して胃腸の活動を悪くします。なお、「食後」とは、食事を終えて30分以内を指します。この間は、座ってゆっくり過ごしましょう。

血糖値と自律神経

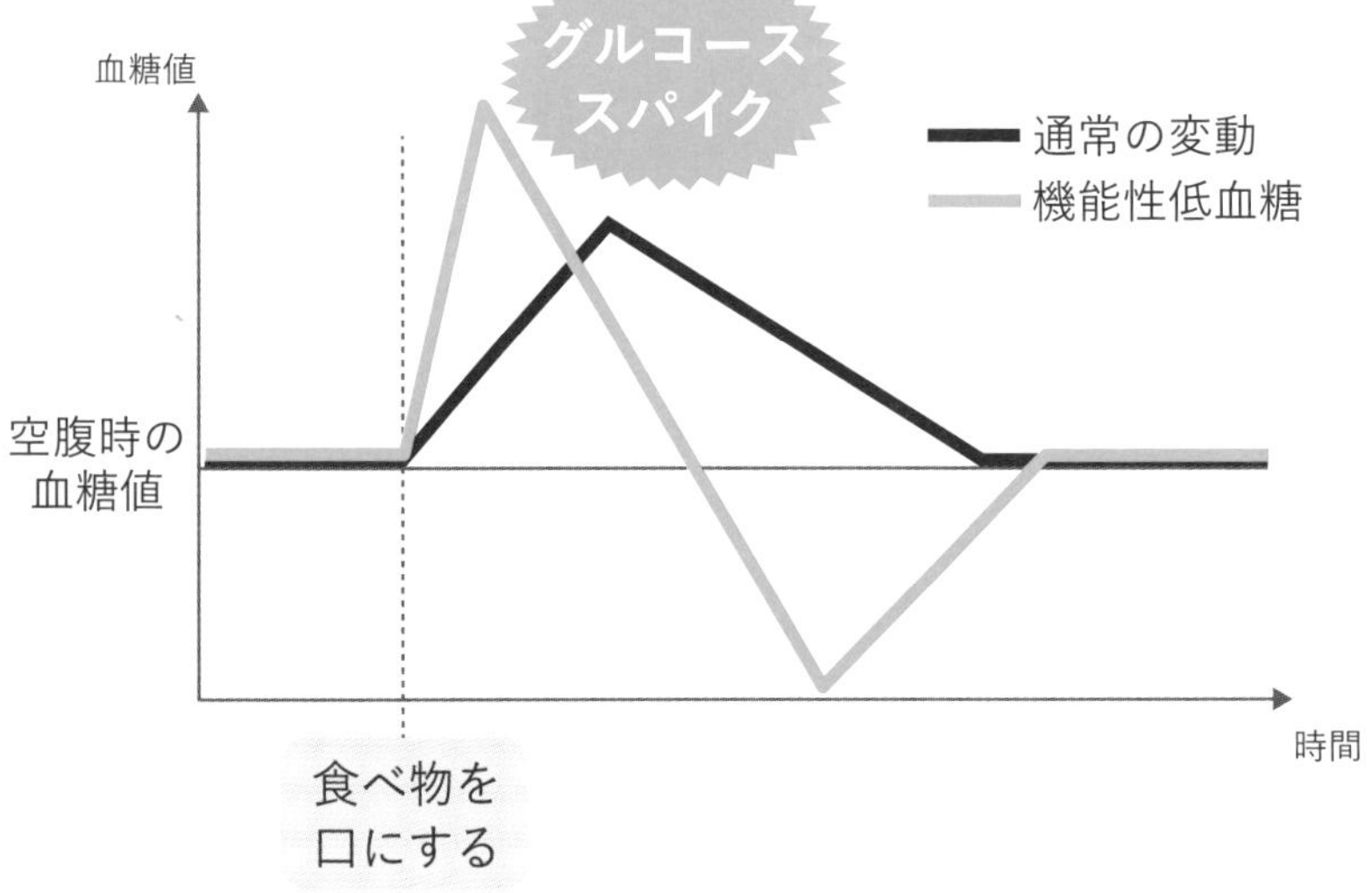

［血糖値の大幅な変動は自律神経を乱す］

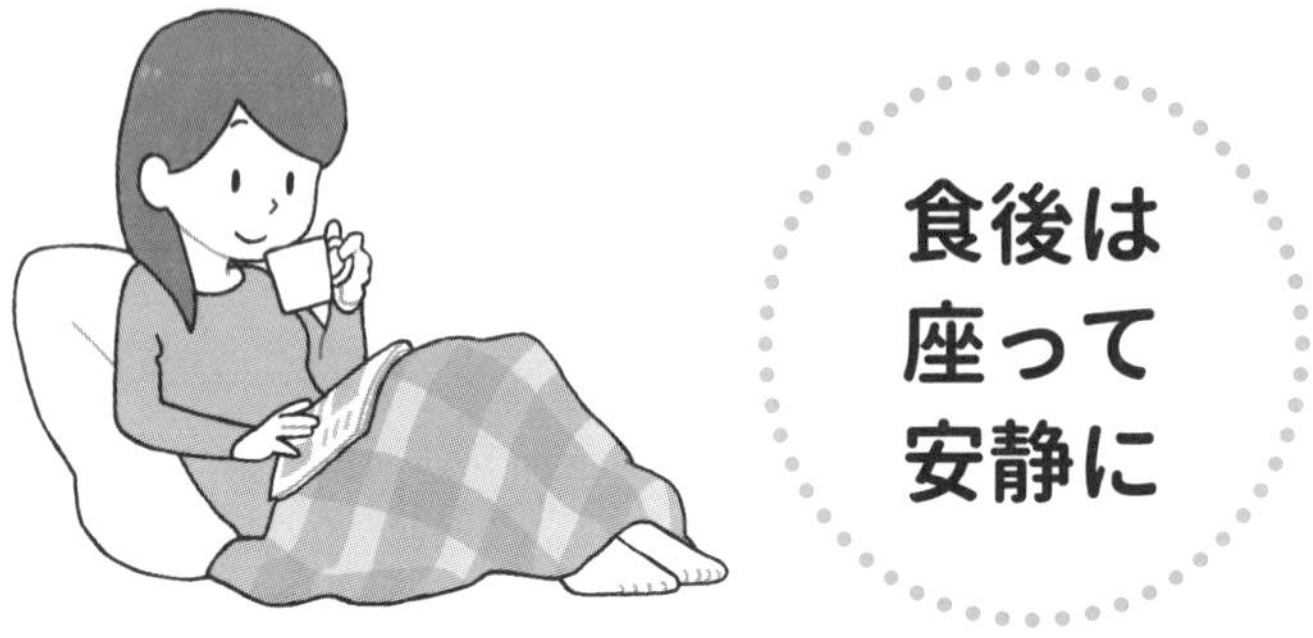

自律神経を乱さない食事のポイント

① 腹八分目で満足できる食事

▶胃腸が消化のために頑張ると自律神経に負荷がかかります。

少量でもゆっくり噛んで食べる、肉など噛み応えがあって栄養価が高いものを選ぶなど、１回の食事の満足度を高めましょう。

② 短時間で消化吸収できる食事

▶消化吸収に時間がかかる食事は自律神経を乱しやすいです。

個人差が大きいですが、食べた後に何時間もお腹に残っている感じがする食事は避けましょう。寝る前３時間以内の食事もNG。

③ 血糖値を急変動させない食事

▶空腹時に糖質の多い食材は避けましょう。

砂糖が多く含まれるお菓子などは血糖値を急激に上げます。お菓子の前にタンパク質を含むもの（肉や卵など）を口にしておくと、血糖値が上がりにくくなりますよ。

血糖値も自律神経が調整している

また、血糖値についても注意が必要です。血糖値が高すぎたり低すぎたりする状態は体にとって好ましい状況ではありません。そのため食事などによって血糖値が変動すると、元の状態（空腹時の血糖値）に戻すような反応が起こります。**血糖値の変動を感知して修正するのが自律神経**になります。

特に気をつけたいのが、「グルコーススパイク」です。甘いお菓子やパンなど糖質が大量に含まれている食品を食べると急激に血糖値が上がり、それを急いで落ち着かせようとして、血糖値が急下降します。**上がり過ぎた血糖値を下げるために自律神経とホルモンが過剰に反応**した結果、血糖値が元の値より低くなってしまうのです（＝機能性《きのうせい》低血糖《ていけっとう》）。

こうした血糖値の変動が自律神経を乱すことにつながります。

4

入浴

入浴は自律神経を整える効果が高いのですが、お風呂の入り方次第では逆に体を興奮させて自律神経を乱すことにつながる可能性もあります。

お湯の温度と自律神経

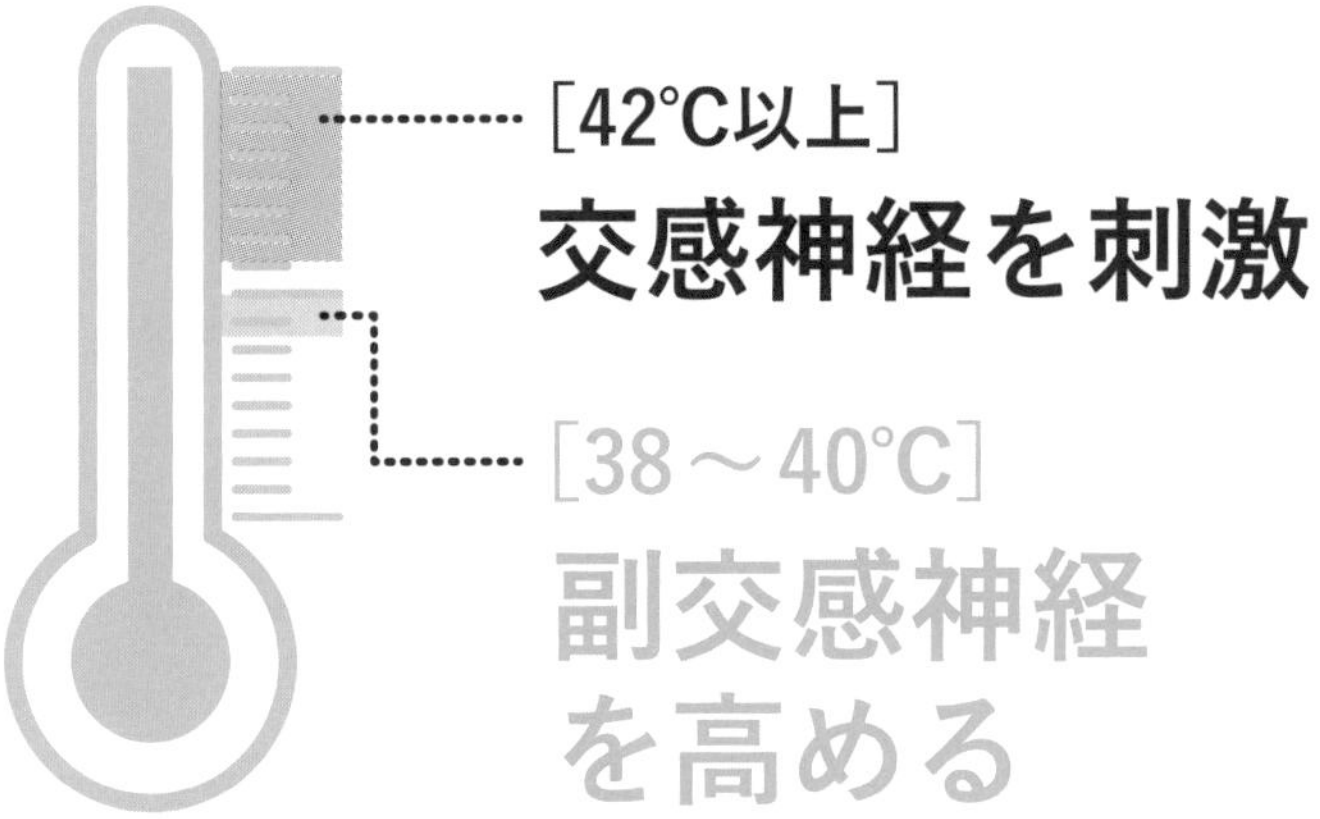

① 38～40℃の「熱すぎない」温度

①お湯の温度を38～40℃にする

前提としてお風呂はシャワーではなくお湯に浸かることが大切ですが、特にお湯の温度が重要です。

自律神経を整えるためには、**38～40℃**に設定しましょう。42℃以上の温度になると、交感神経が過度に刺激されます。そのため、42℃以上のお湯に入浴するとリラックスするどころか体を興奮させてしまうことになるのです。

推奨する38～40℃のお湯は「不感温度」と言われ、**副交感神経の働きを高めます**。お風呂としては若干ぬるめですが、副交感神経を活性化させるならこれくらいが適温です。

②半身浴ではなく全身浴にする

自律神経のバランスを整えるためには、全身浴

② 半身浴ではなく全身浴

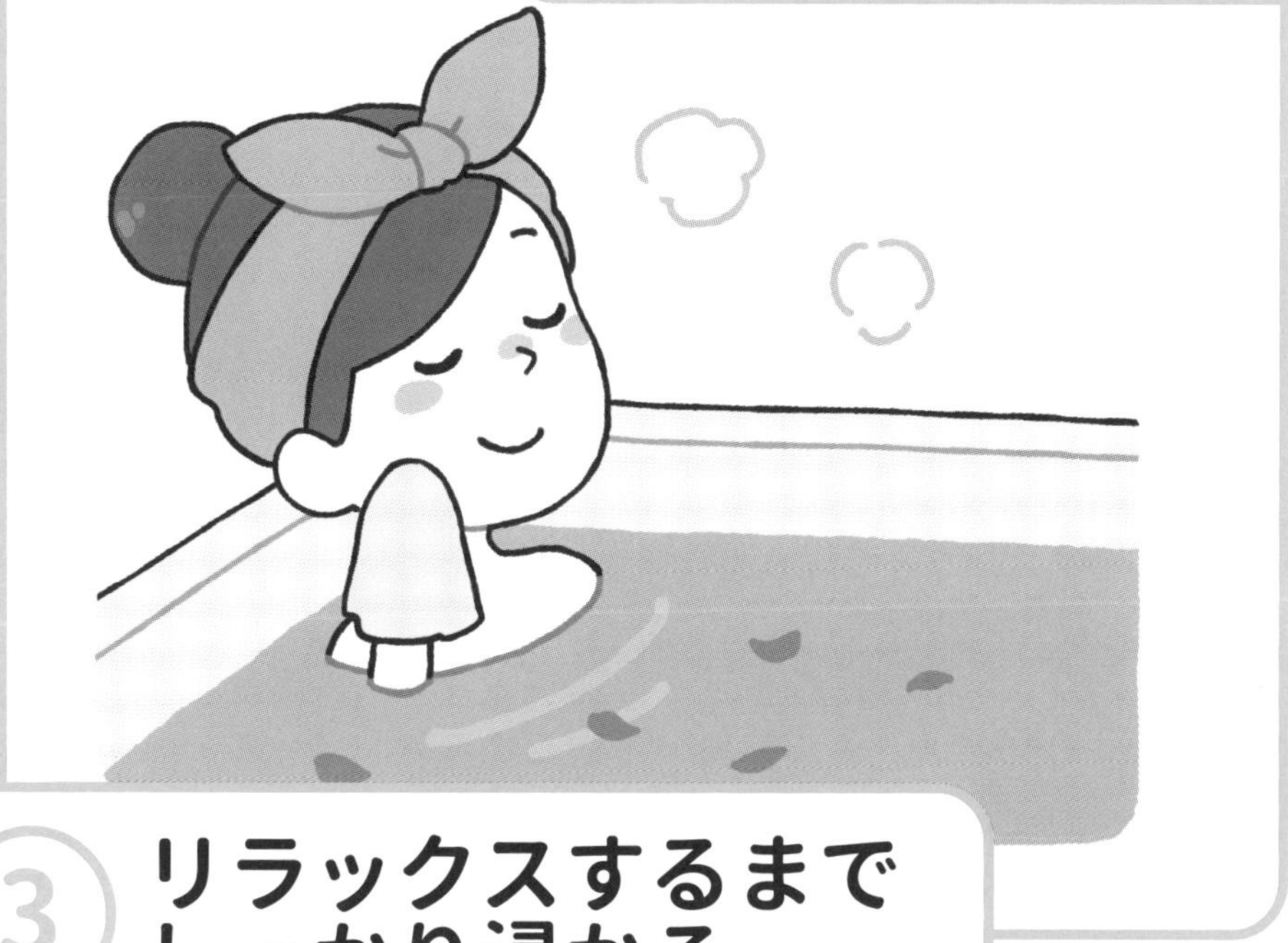

③ リラックスするまでしっかり浸かる

がオススメです。それは、**首から背中にかけた部位に「自律神経節」という自律神経の司令塔がある**ためです。ここをお湯で温めると、非常に高いリラックス効果が得られます。

これは研究などで報告されているわけではありませんが、私が患者さんに対応してきた経験から間違いないと感じていることです。例えば、肩が凝っているときなどに肩甲骨の間を温めると肩こりが軽くなったり、手先がポカポカしてきます。これも、自律神経の働きによって手の血管が広がって血流が良くなるために起こるものです。

③リラックスするまでしっかり浸かる

短時間の入浴では、お風呂によるリラックス効果を得ることはできません。**20分程度はお湯に浸かる時間を設けましょう**。ただ、時間には個人差があります。「体がポカポカしてきた」「気分がスッキリしてきた」「気持ちよくなってきた」という感覚が得られる時間がその人にとって効果的だと考えています。

5
睡眠

睡眠不足はイライラなどの精神面だけでなく、体の痛みや慢性的な疲れなどの肉体面にも影響します。体内時計と自律神経の関係をふまえて良質な睡眠をとりましょう。

体内時計と自律神経

　体内時計は睡眠にも大きく関係しており、その体内時計に沿って一定のリズムで就寝と起床を繰り返すことが、体の健康には最も適しています。

　体内時計は**脳にある「中枢《ちゅうすう》時計」と全身にある「末梢《まっしょう》時計」**の2つに分けられます。基本的には中枢時計が司令塔となり、全身にある末梢時計をコントロールしています。例えば、朝日は目の網膜《もうまく》にある末梢時計に働きかけ中枢時計を調整します。また、食事をとることで内臓が働き、それによって末梢時計が働き出して中枢時計のリズムを修正します。この**中枢時計と末梢時計をつなぐものが「自律神経」になります。**

　そのため、睡眠不足や不規則な生活で末梢時計が乱れていると、それを中枢に伝える自律神経の働きは悪くなり、同様に中枢時計のある脳の働きが鈍くなっていても、それを末梢に伝える自律神経は乱れます。

必要な睡眠時間は人によって異なります。睡眠時間や体内時計が合っていれば、スッキリ目覚めて日中の眠気もなく活動的に生活を送ることができるでしょう。なお、昼の2時頃に眠気がくるのは生理的なものなので、気にする必要はありません。

　しかし、8時間以上寝ていてもスッキリ目覚められず日中にも眠気が起こるようなら、その睡眠活動は適していません。睡眠の質が悪いことも考えられます。

　次の7つの点に注意してみましょう。

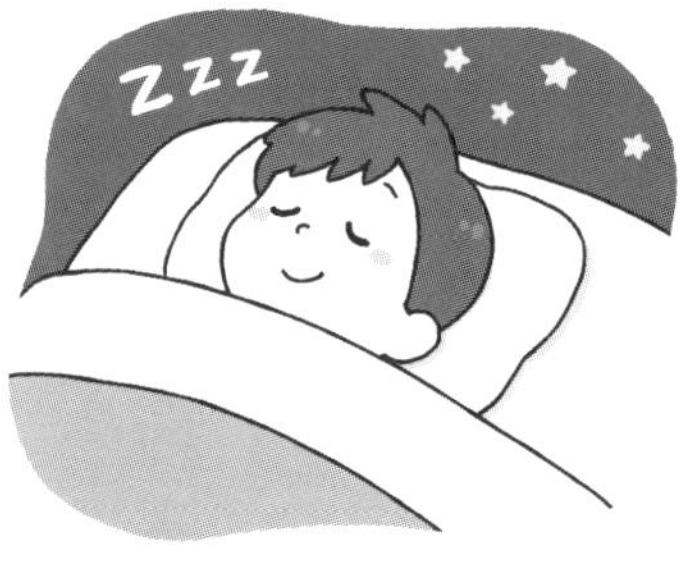

自律神経を整える「睡眠」７つのポイント

① 朝日を浴びる

夜に十分な量の睡眠物質「メラトニン」を作るために、朝日を浴びましょう。24 時頃に寝るなら朝８時頃までに朝日を浴びたいですね。

② 眠気がきたら眠る

20 ～ 22 時には体のリズムによって自然と眠気が生じます。ここを逃すと次に自然な眠気が起こるのは午前２時前後。できるだけ 22 時前後に生じる眠気に合わせて眠りましょう。

③ 午後はカフェインを避ける

脳を覚醒させるカフェインは摂取後、「12 時間程度」体内に存在し続けます。つまり、夕方や夜でなくても、昼過ぎに飲んだコーヒーは夜の睡眠にまで影響します。

④ お風呂に浸かる

お風呂に浸かることで一時的に体温を上昇させると、その分だけ入浴後に深部体温が下がるため、眠気が生じやすくなります。42℃以上のお湯だと交感神経が活発になるので注意。

⑤ 夕食を早めに済ませる

夕食後すぐに寝てしまうと、消化不良の状態で眠ってしまうことになります。最低でも就寝の３時間前には食事を済ませましょう。時間が確保できない場合は軽めの食事にしましょう。

⑥ 睡眠環境を整える

騒音、悪臭、部屋の温度、湿度などは睡眠に悪影響を与えます。理想的なのは室温 19 ～ 26℃、湿度 50 ～ 60％だと言われています。

⑦ テレビやスマホの光に注意

眠気を誘発するメラトニンは明るい環境では合成されません。テレビやスマホ、パソコンの画面から発せられるブルーライトはメラトニンの合成を妨げる原因となります。寝る前は部屋の照明も暗めにしましょう。

6 内臓を整える

内臓と自律神経には密接な関係があります。食事によって内臓を整えるほかにも、簡単なストレッチで外側からも刺激を与えられます。

内臓に分布する「壁内神経叢《へきないしんけいそう》」

実は、自律神経には交感神経と副交感神経のほかに仲間がいます。「壁内神経叢」といいます。**内臓や心臓、血管の壁に分布**しており、これらの壁に刺激が加わると刺激が指令となり脳がその情報を受け取ります。

また、「内臓―体性《たいせい》反射」という、内臓に刺激が加わることで壁内神経叢が反応し、脳に「副交感神経を働かせて！」と反射的に指令を出す仕組みがあります。この反射を利用して、**内臓や血管に直にストレッチを加えることで自律神経を整える作用がある**のです。

自分でできる内臓調整法

腹膜《ふくまく》という言葉をご存知ですか？ 腹膜とは、胃・肝臓あたりからダラ～ンとぶら下がっていて、**お腹全体を覆っている膜状の組織**をいいます。この腹膜は「腹部の警察官」という異名を持ち、内臓全体に異常がないかを常に監視をしていて、炎症や損傷があった際にその臓器に集まり、膜で包み保護するという機能を持っています。この腹膜が硬くなると、うまくその働きが機能しなかったり姿勢がゆがんだりするため、常日頃から緩ませておくことがとても大切です。

次のページから、自分でできる腹膜のセルフエクササイズをご紹介したいと思います。

内臓を横から見た図

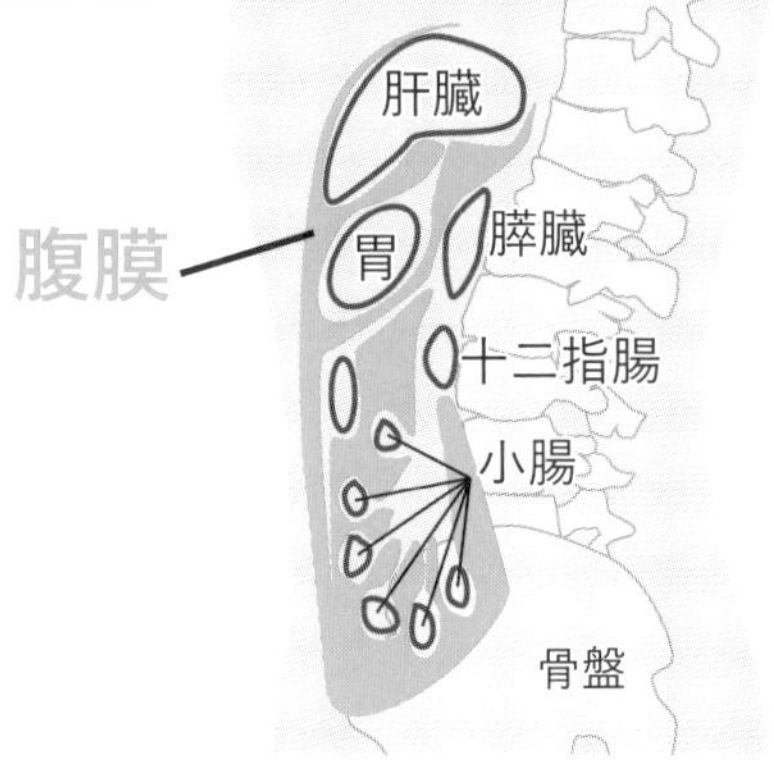

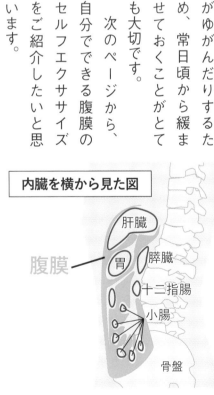

うつ伏せ腹膜ストレッチ

① うつ伏せになり、両腕を斜め前につく

② 背中を反りながらお腹の前をのばす

[10 秒]

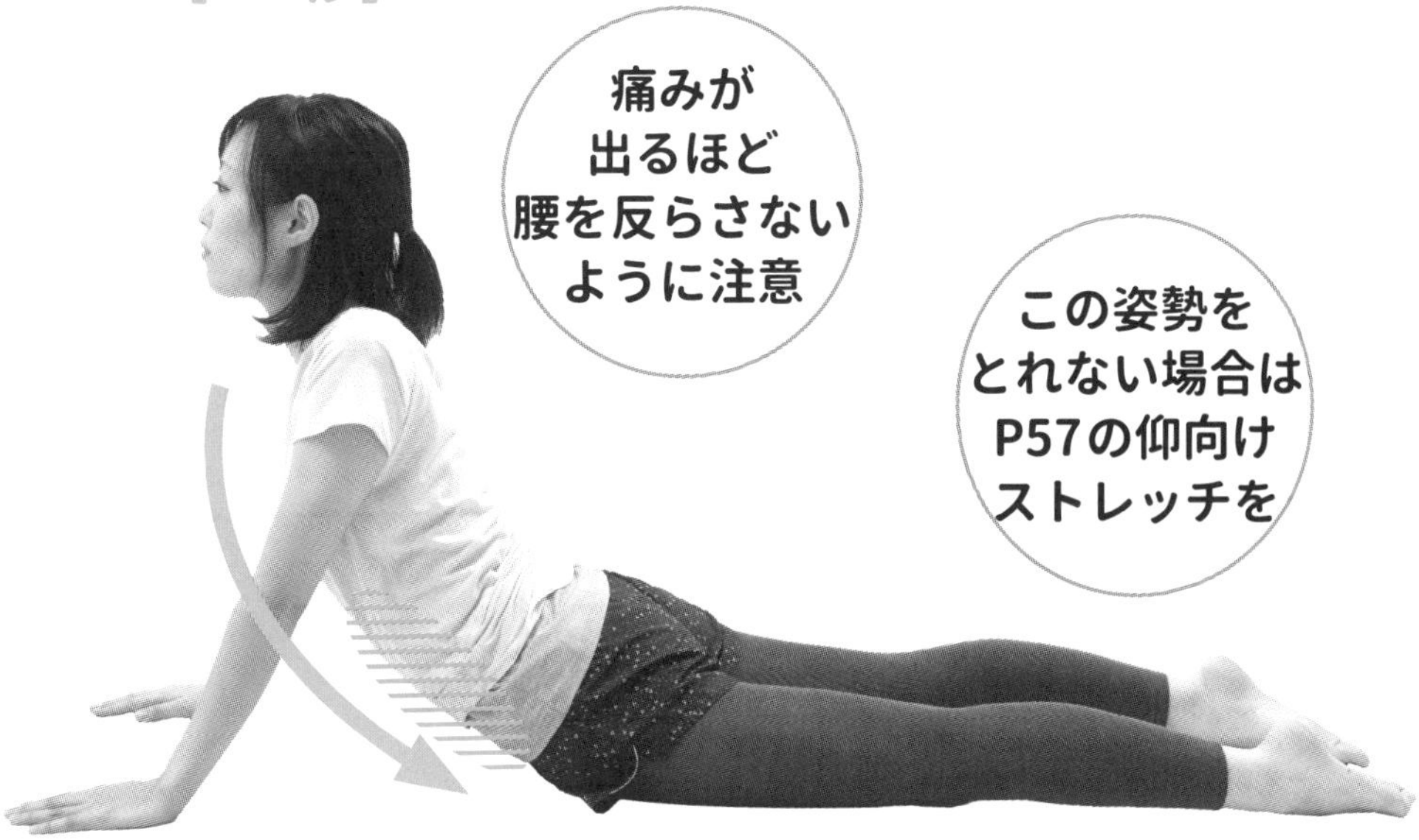
痛みが
出るほど
腰を反らさない
ように注意
この姿勢を
とれない場合は
P57の仰向け
ストレッチを

腰を反るより「お腹を突き出す」イメージで

③ ゆっくり姿勢を戻し、これを 5 回繰り返す

腹膜の左右どちらか片方のみが硬くなっている可能性もあるので、次のページのストレッチで確認してみましょう。

左右の腹膜ストレッチ

① 正座をして両腕を斜め前についた姿勢から左足を後ろに引いて、お腹の前をのばす

[10 秒]

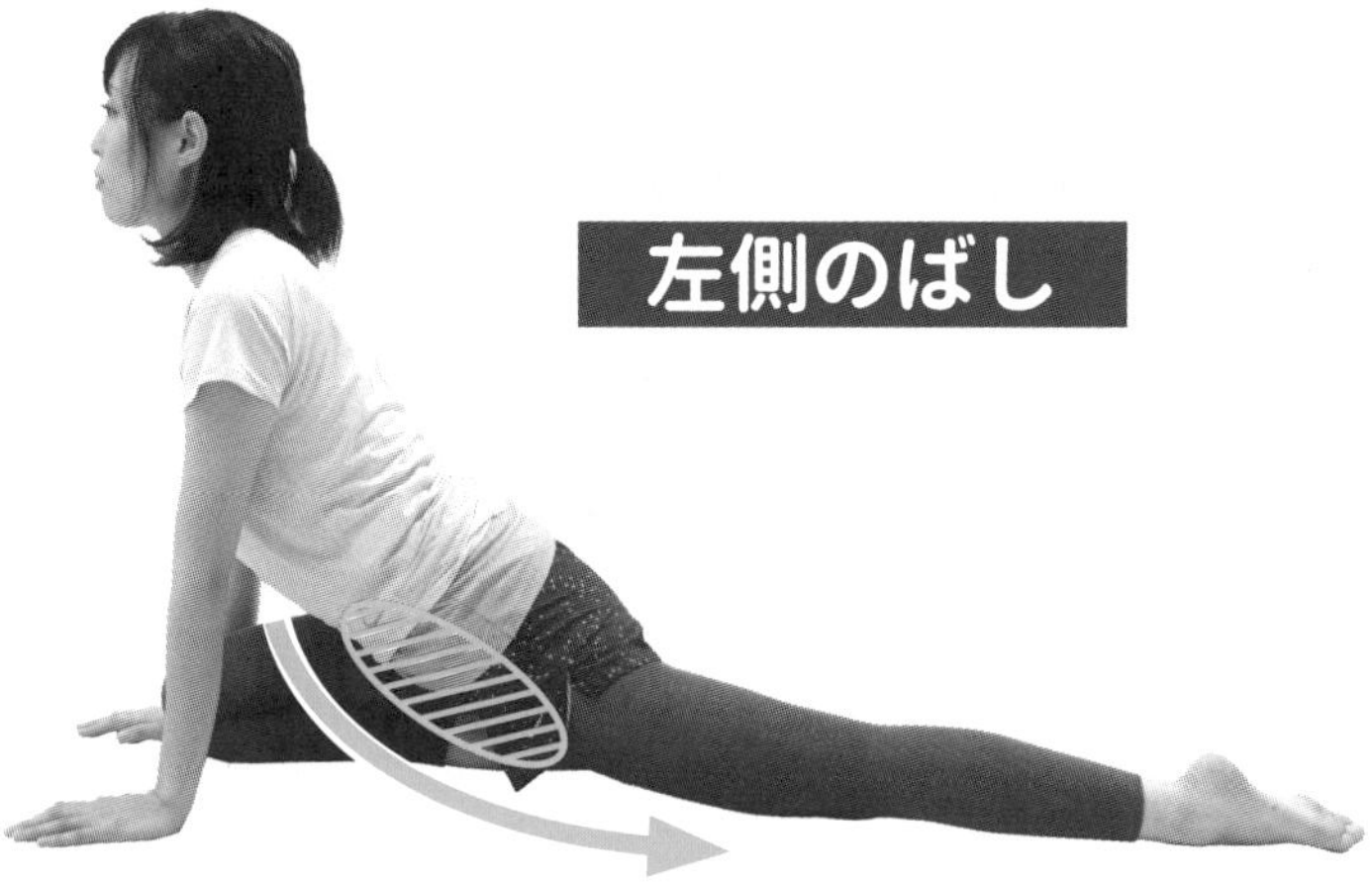

② 反対に左足を曲げて右足を後ろに引き、お腹の前をのばす

[10 秒]

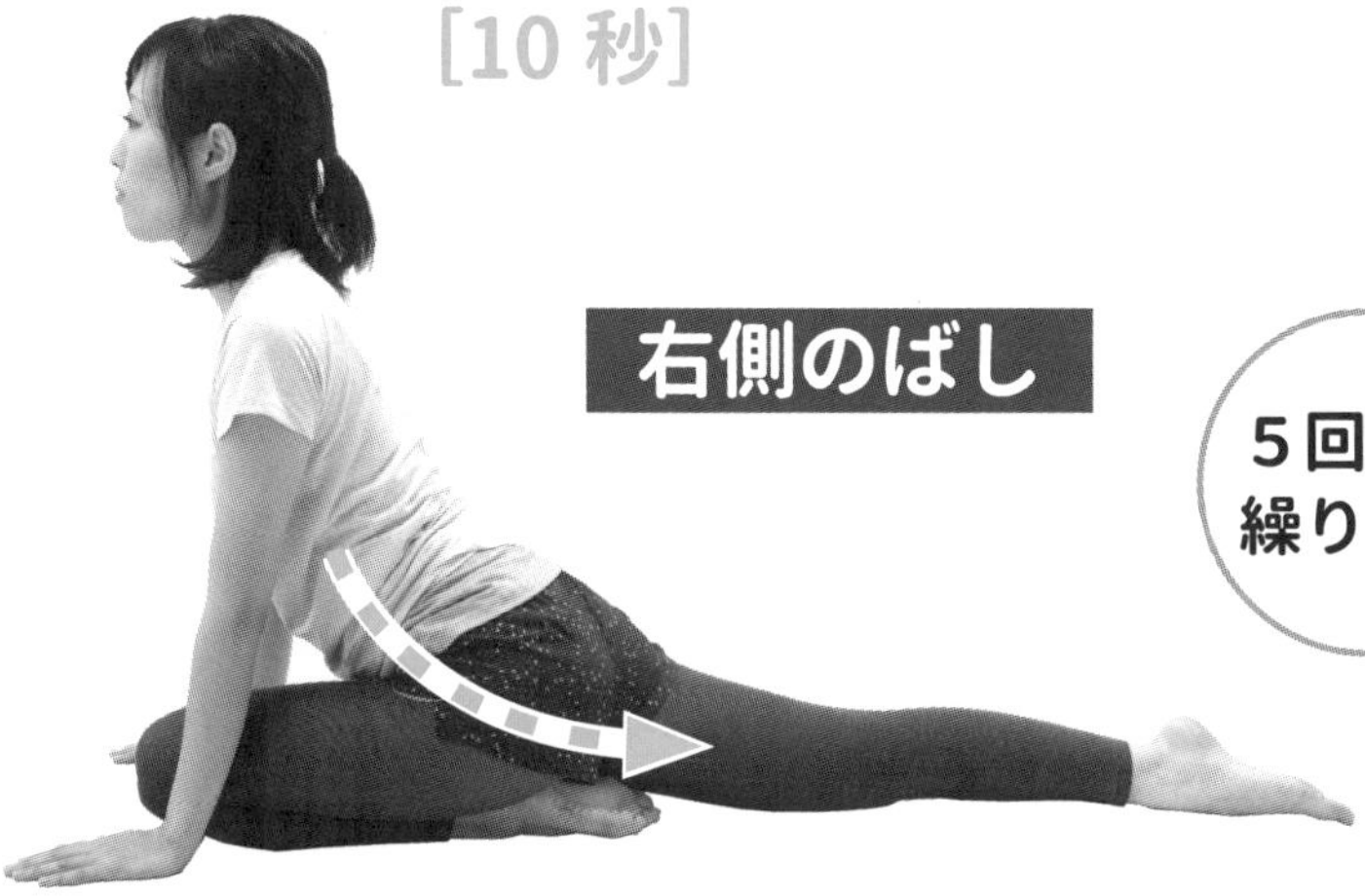

5回ずつ
繰り返す

のばしにくい方がある場合、
そちら側が硬くなっている恐れがあります

仰向け腹膜ストレッチ

① 仰向けになり、おへそを中心に両手を置く

② 手を皮膚から離さず、そのまま
時計回りに回す

[90 秒]

強く押さず
優しく皮膚を
動かすように

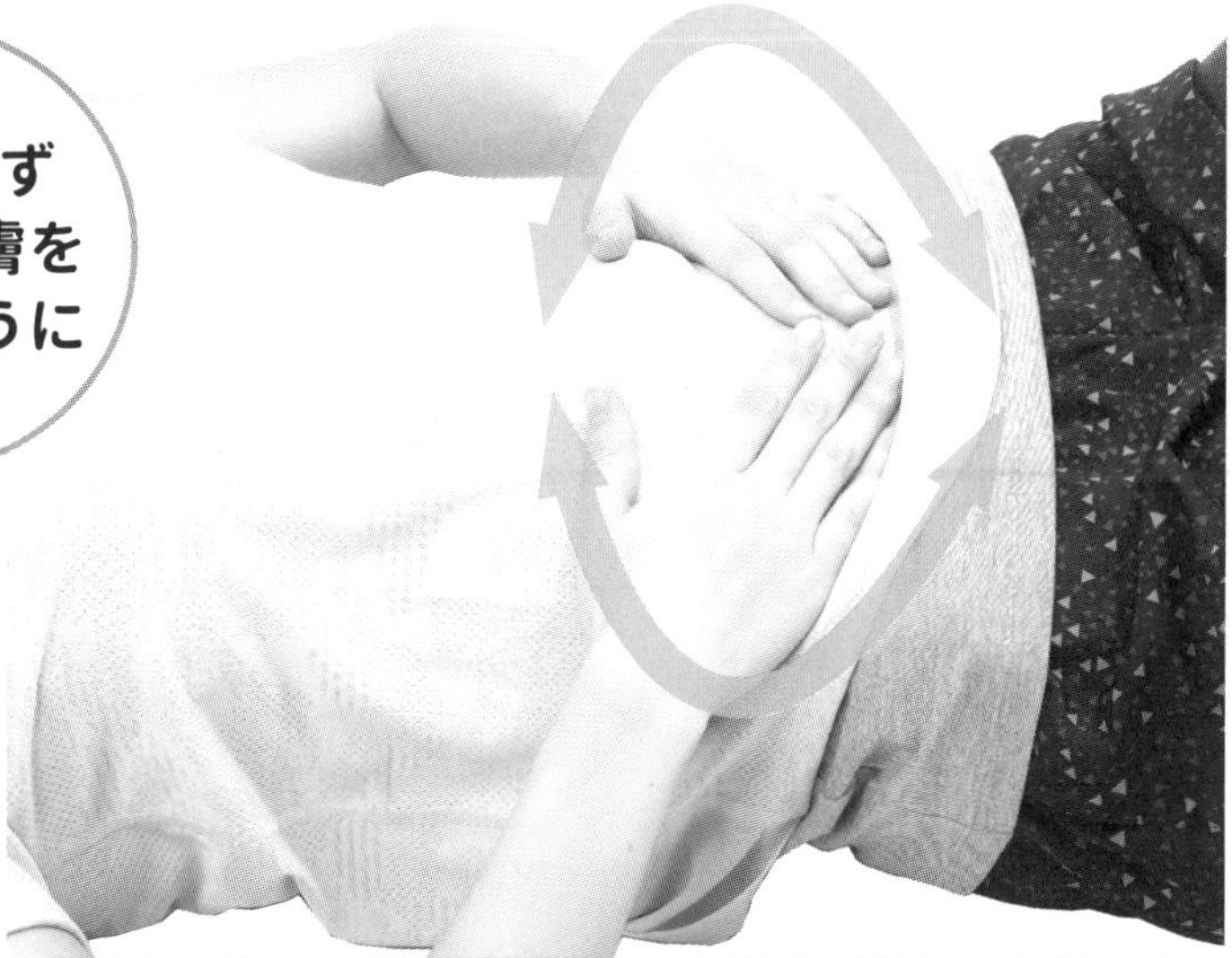

深呼吸をしながら行うと効果的です

③ 反時計回りにも 90 秒回す

-Check!-

内臓の調子を大きく司るのが腹膜です。

この腹膜ストレッチを行い、内臓から自律神経を整えて活力ある体にしていきましょう。

コラム3　レム睡眠とノンレム睡眠

自律神経に関わるノンレム睡眠

睡眠は時間だけではなく、質が高いことも大切です。睡眠の質とは、簡単にいうと「深く眠れているか」ということになります。

人の睡眠には浅い眠りである「レム睡眠」と、深い眠りである「ノンレム睡眠」の2つの状態があります。**レム睡眠は筋肉を休ませるための睡眠**であり、**ノンレム睡眠は脳を休ませるための睡眠**です。1回の睡眠の中でレム睡眠とノンレム睡眠を繰り返して筋肉や脳を休ませています。

どちらも大切ですが特に**自律神経に関わるのは、脳を休ませるノンレム睡眠**です。ノンレム睡眠に問題が生じて深く眠れなくなると、脳が休まらずに自律神経のバランスが崩れてしまうのです。

どれだけ長い時間眠っていても、深く眠れていなければ脳は休まりません。寝ている間ずっと夢を見ていたり、わずかな物音で起きたりする人は深く眠れていない可能性が高いです。

一般的に、脳も体もしっかり休むために**必要な睡眠時間は大人で約8時間**だといわれています。8時間が難しい場合、7時間半を目指しましょう。そのうえですっきり目覚めるか、日中眠くならないかを確認してみてください。

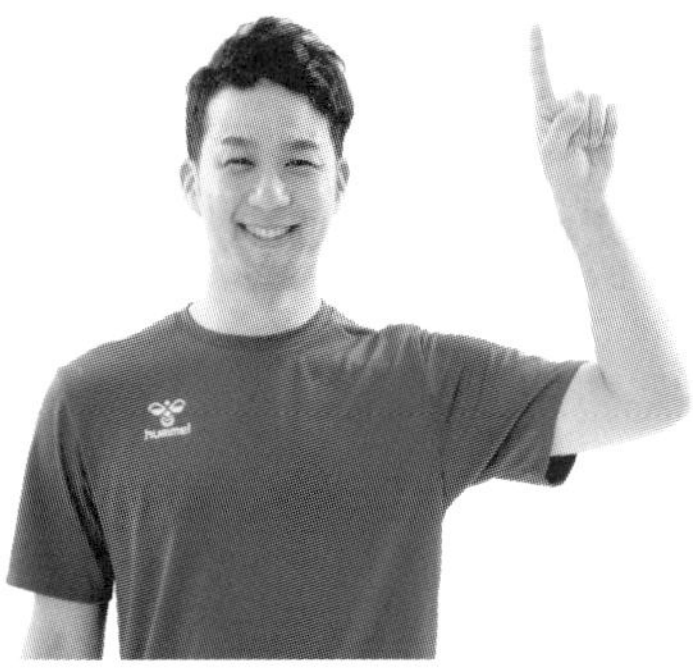

P53の「睡眠のポイント」から、できそうなものは今日から取り組んでみてください！

4章

お悩み症状別セルフケア

肩こり

肩こりに対してはここで紹介するストレッチ以外にも、「呼吸」で緊張をほぐす、「入浴」「内臓」のアプローチで冷えを解消することも効果的です。

肩甲骨の上げ下げ

① 椅子に自然体で座り、両肩をすくめるように上げ、ストンと落とす

[3 秒]

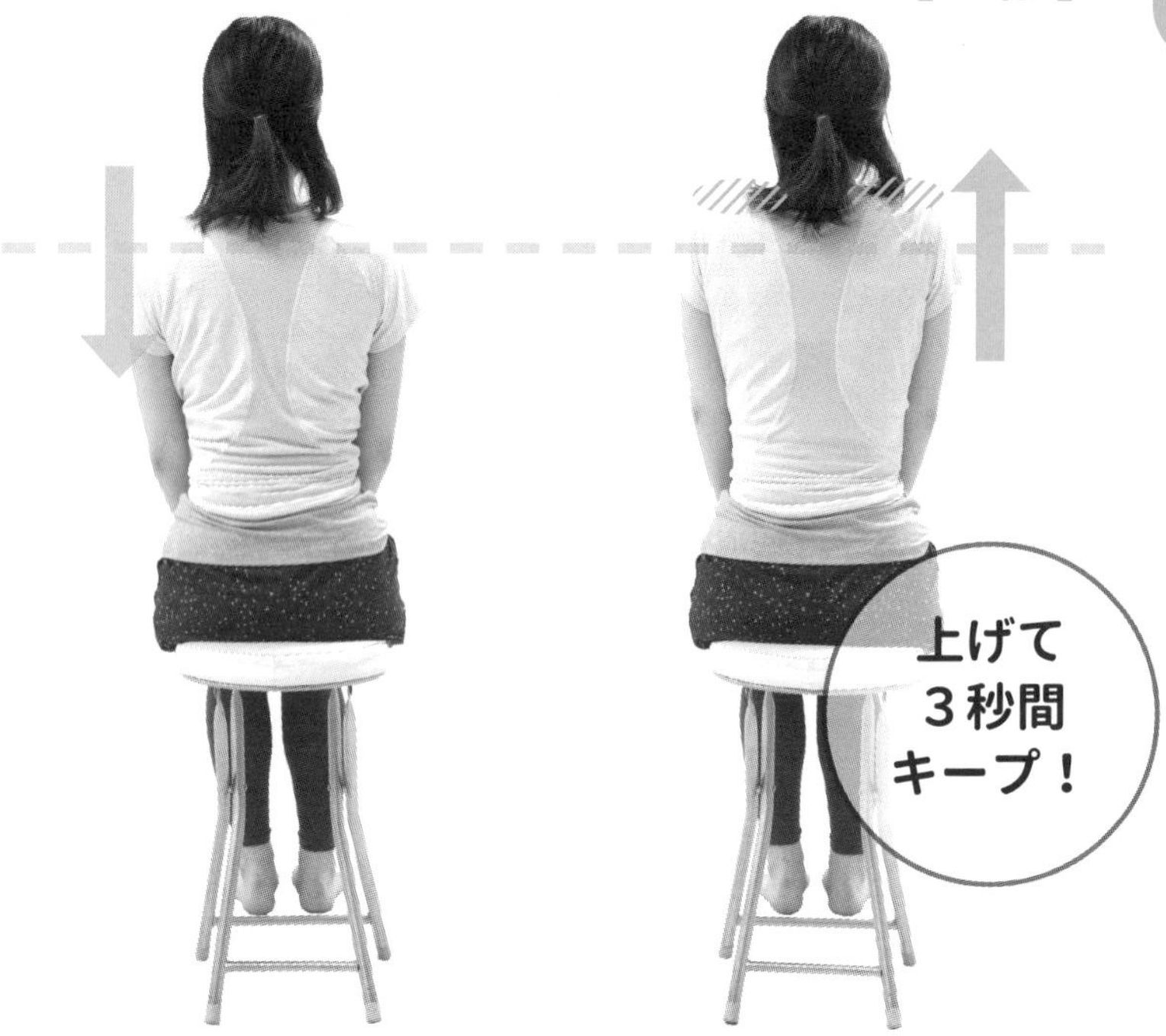

肩を上げたときに、肩の上側の筋肉が硬くなるのを意識しましょう

② これを５回繰り返す

広背筋ストレッチ(床)

① 四つん這いになって両手両足を肩幅より
やや広めに置き、左手を右手の下に重ねる

② 両肘をのばしたまま、
左の肩を床につけるように倒れる

[10 秒キープ]

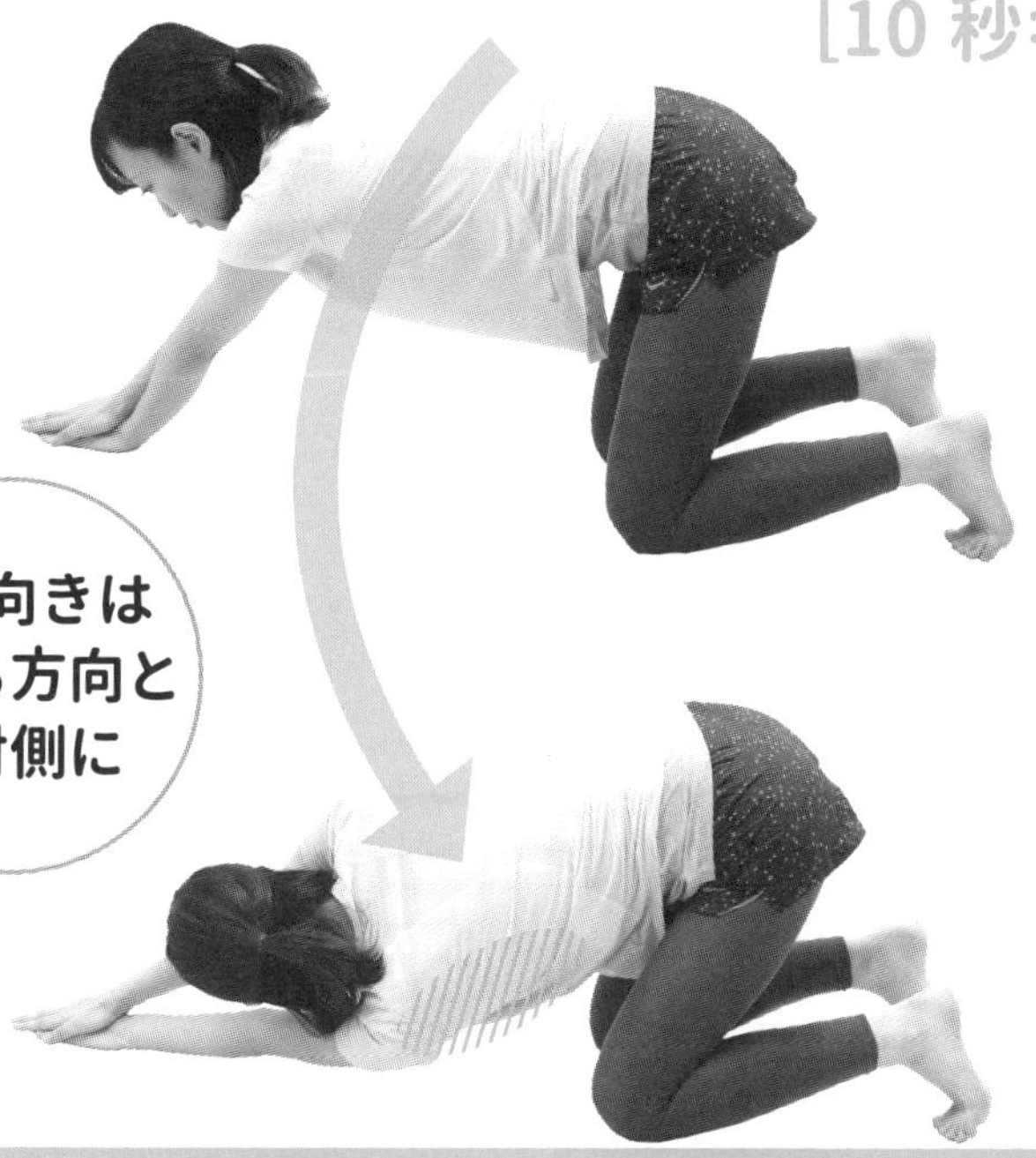

顔の向きは
倒れる方向と
反対側に

③ 手の上下を
入れ替えて
反対側も行う

わきの下がのびる感覚が得られればＯＫ

広背筋ストレッチ(立位)

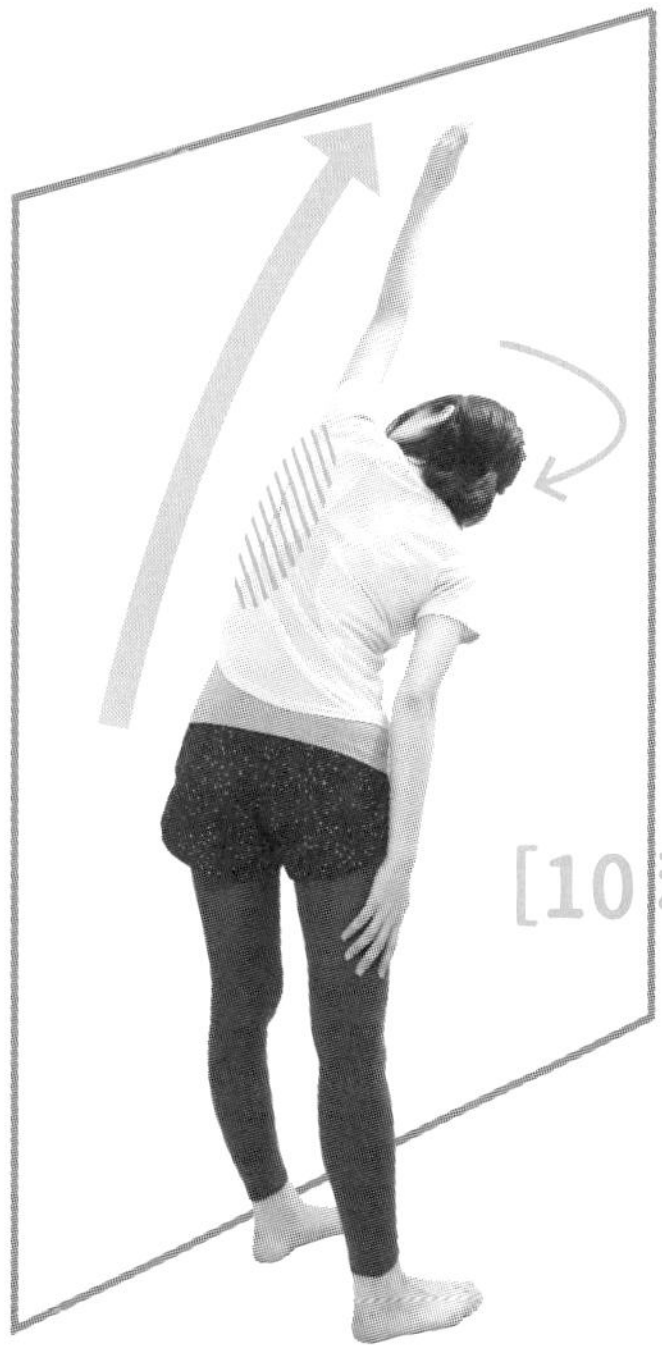

① 左腕を壁に沿わせて
斜め 45 度に上げる

② わきの下をのぞき込む
ようにしてのばす。
反対側も同様に行う

[10 秒]

手足の冷え

血管の収縮に関わる交感神経が過敏だと末端が冷えやすくなります。運動で筋肉を使うと血流量が増えますし、運動前にストレッチをしておくとさらに効果的です。

アキレス腱ストレッチ

① 壁に両手をつき、のばしたい方の足を後ろに引く

② 後足のかかとが浮かないようにして重心を前へ倒す

[20 秒]

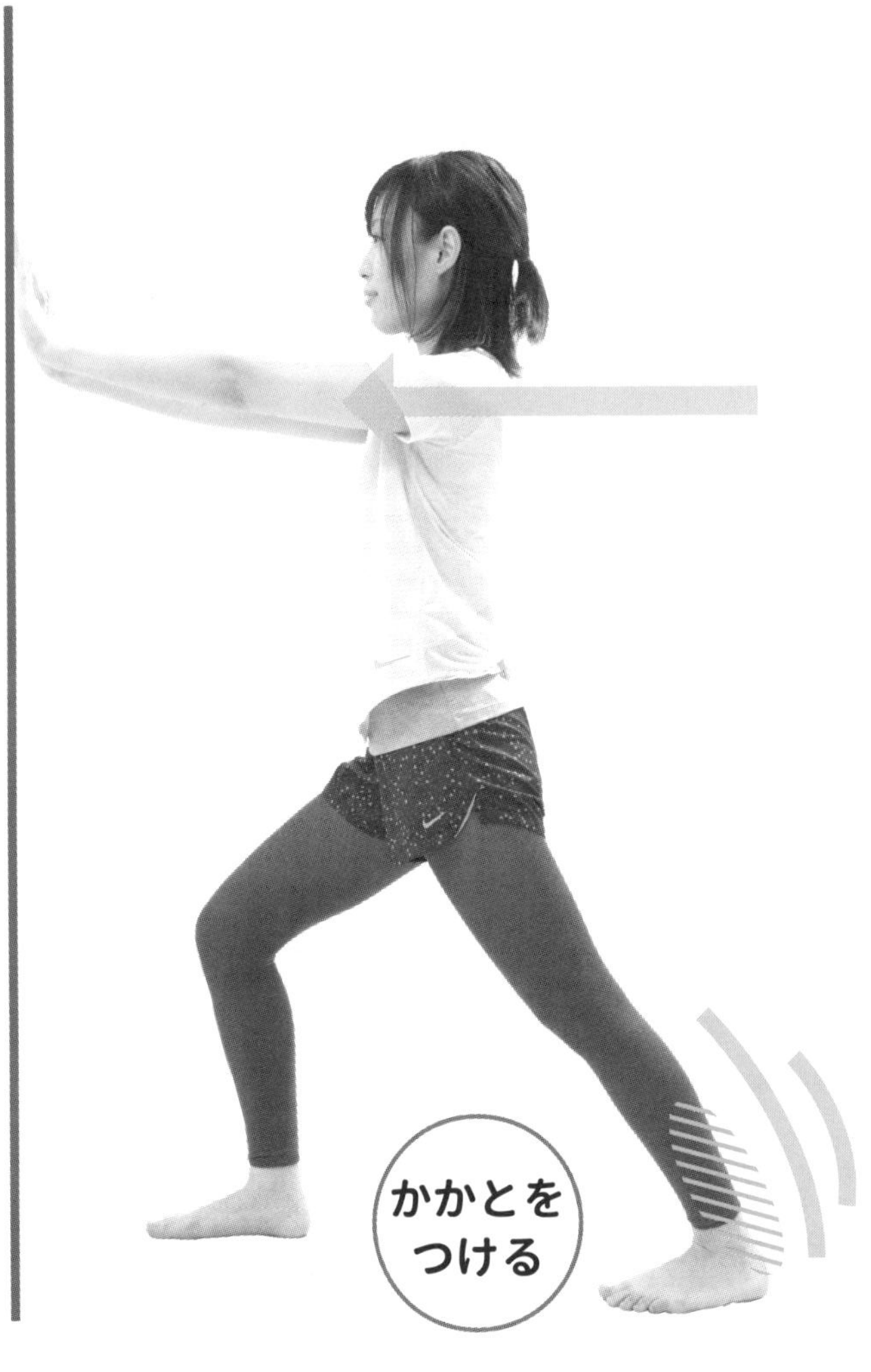

アキレス腱がしっかりのびていることを意識

前腕のばしストレッチ

①

のばしたい方の腕の手のひらが外側を向くようにし、腕の内側をのばす

[10 秒]

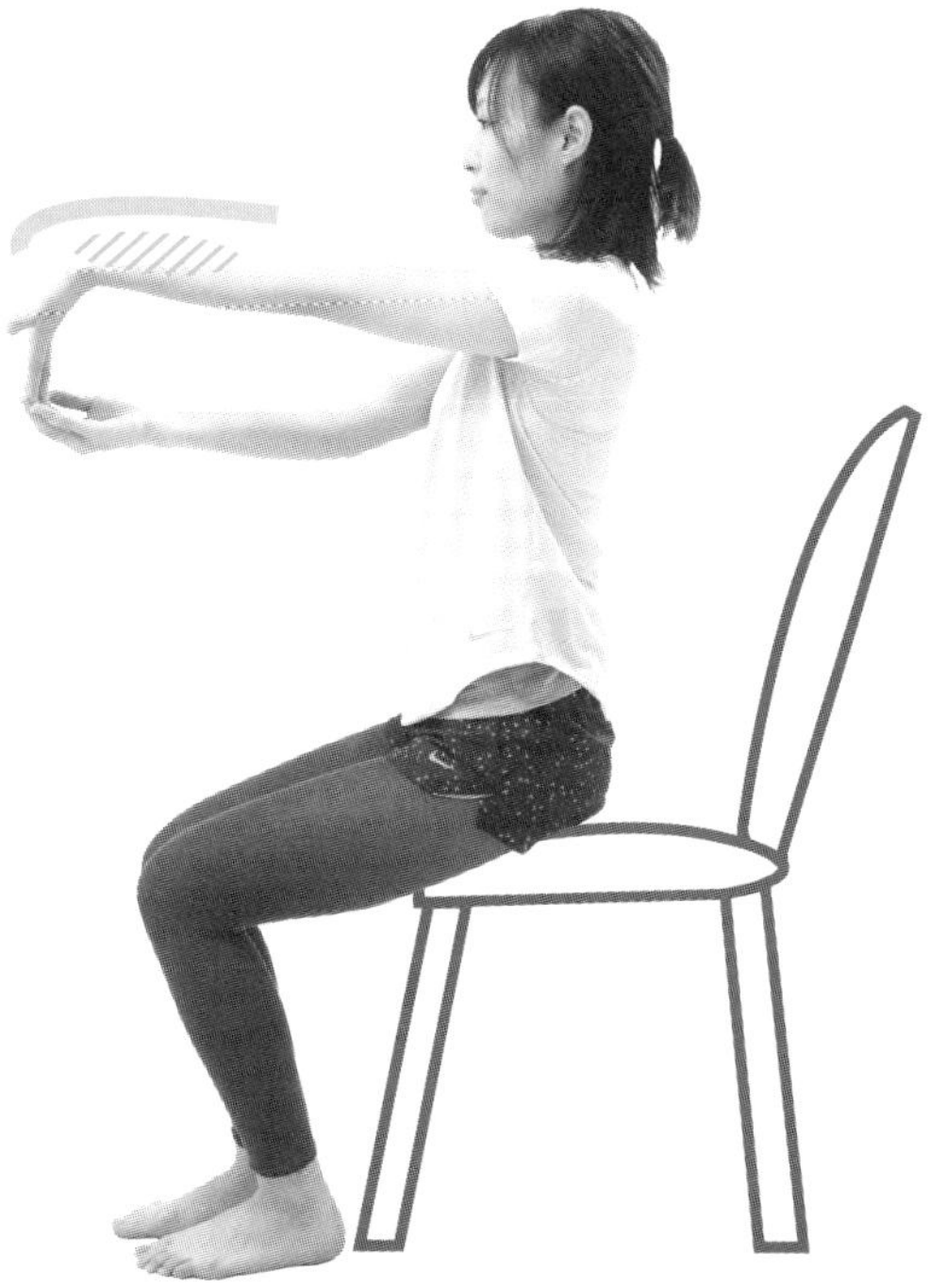

のばすとき肘が曲がらないように注意

②

手をグーの形にし、手の甲を外側に向けるようにして腕の外側をのばす

[10 秒]

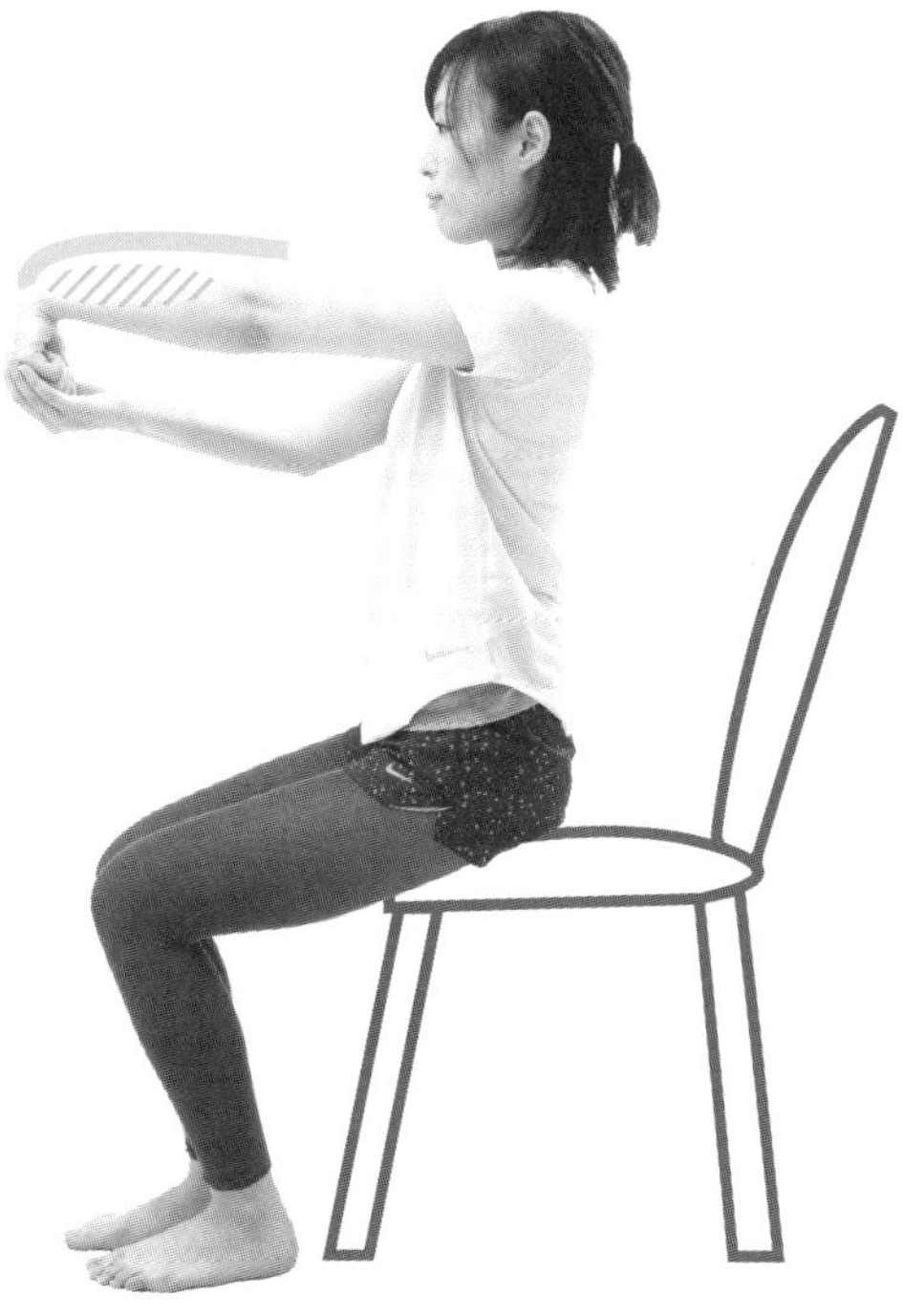

腹膜ストレッチ（→ P57）も効果的です

更年期障害

ホルモンと自律神経はどちらも視床下部でコントロールされるため、更年期障害と自律神経の乱れは大きな関係があります。上半身の柔軟性を高めて対処しましょう。

肩甲骨のストレッチ

①

両手を肩に置き、
肘をなるべく真上に
あげる

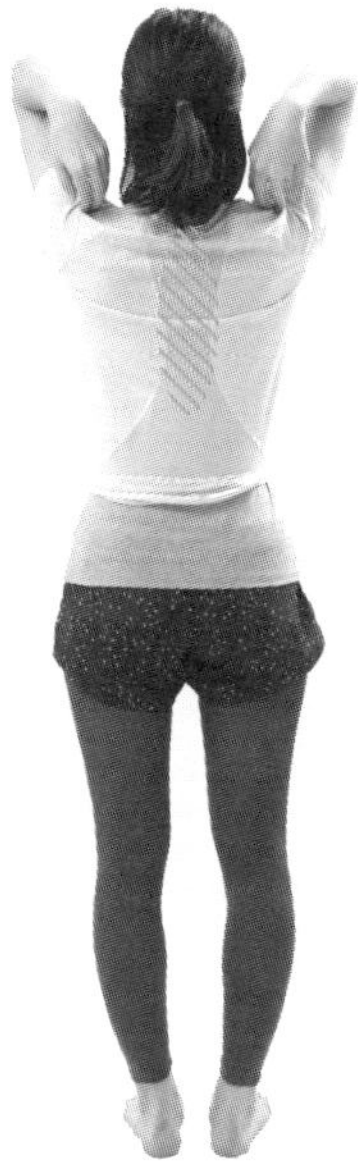

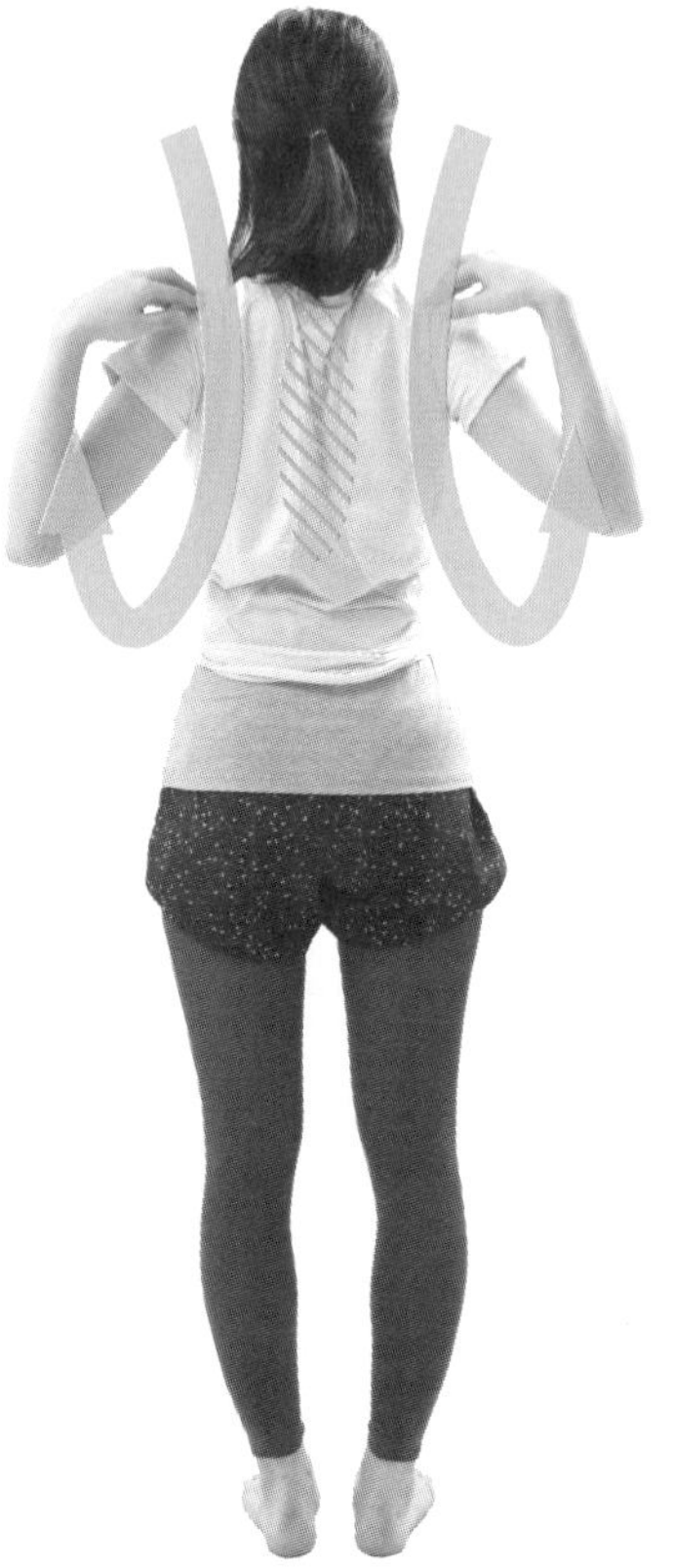

②

肘を耳の横に
通すイメージで
肩を回す

［前後10回ずつ］

肩甲骨を内・外に大きく広げるイメージで回す

背骨の柔軟ストレッチ

① 四つん這いになり、頭〜骨盤にかけて反らす [10秒]

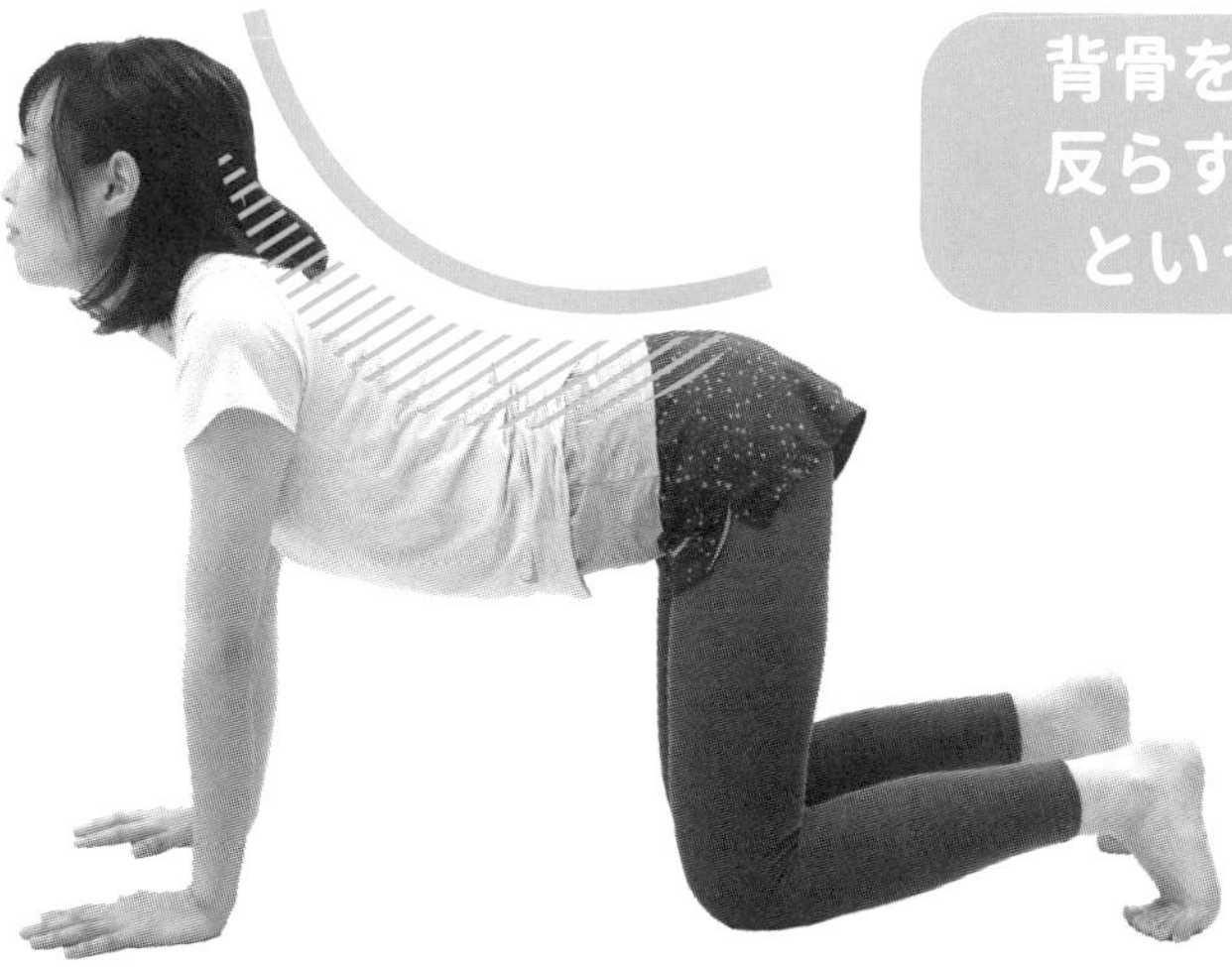

背骨をしっかり
反らす・曲げる
という意識で

② 頭〜骨盤を丸める [10秒]

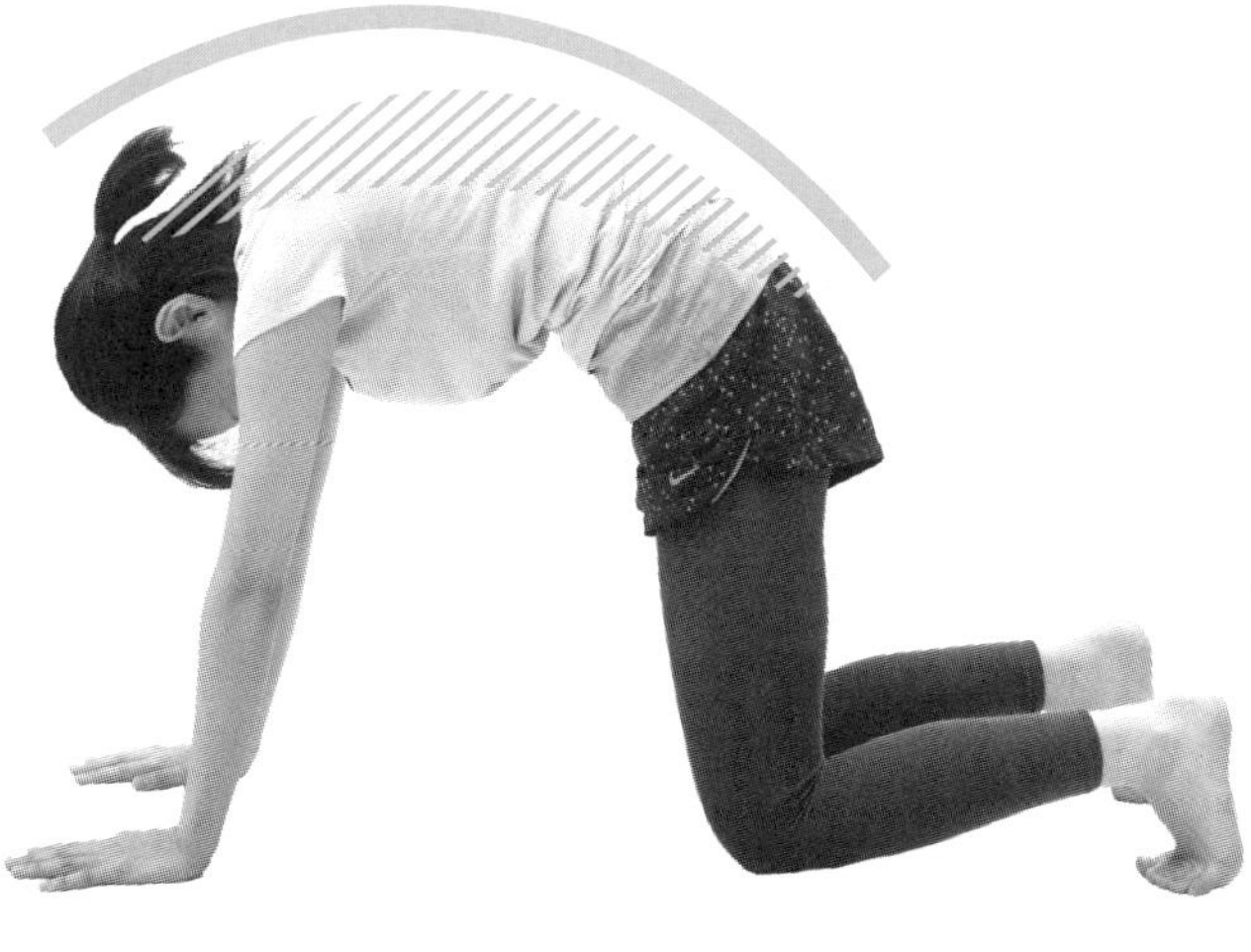

③ これを5回繰り返す

不眠

不眠の原因で考えられるのは、交感神経が過敏なことによる「入眠前に興奮状態にある」「ノンレム睡眠が浅い」こと。頭部にアプローチできるストレッチを紹介します。

耳ひっぱりストレッチ

① 両耳を包むようにつまみ、後ろに軽く引っ張る

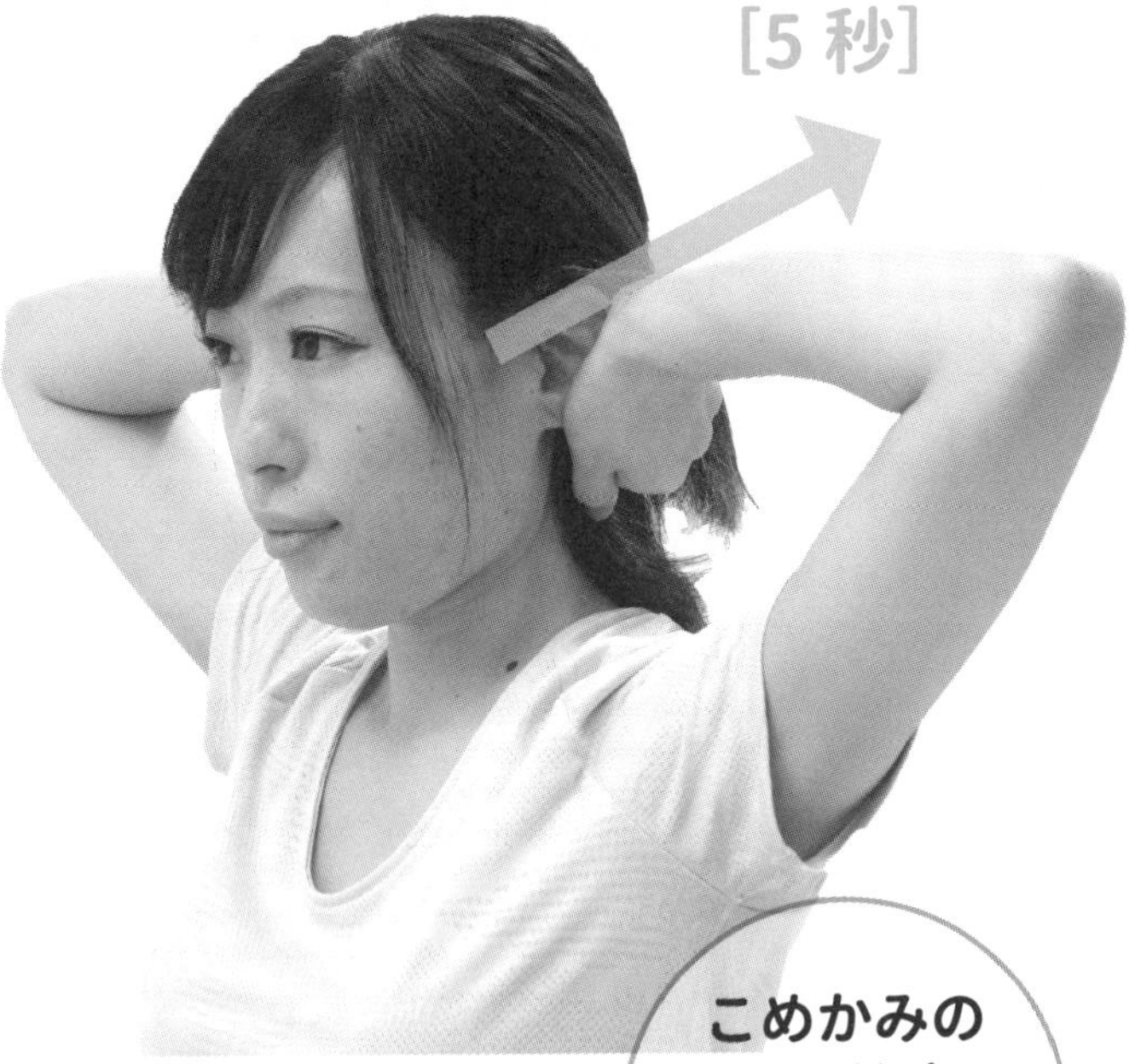

「気持ちいい」くらいの強さで

こめかみの近くの筋肉を外側にひっぱるイメージで

② 5秒ひっぱって、ゆるめる。これを5回ほど繰り返す

-Check!-
耳の後ろを交感神経が通るので
耳を柔らかくします

背骨の柔軟ストレッチ(→ P65)も効果的です

頭皮マッサージ

① 頭頂部・側頭部・後頭部をまんべんなく揉むようにマッサージする

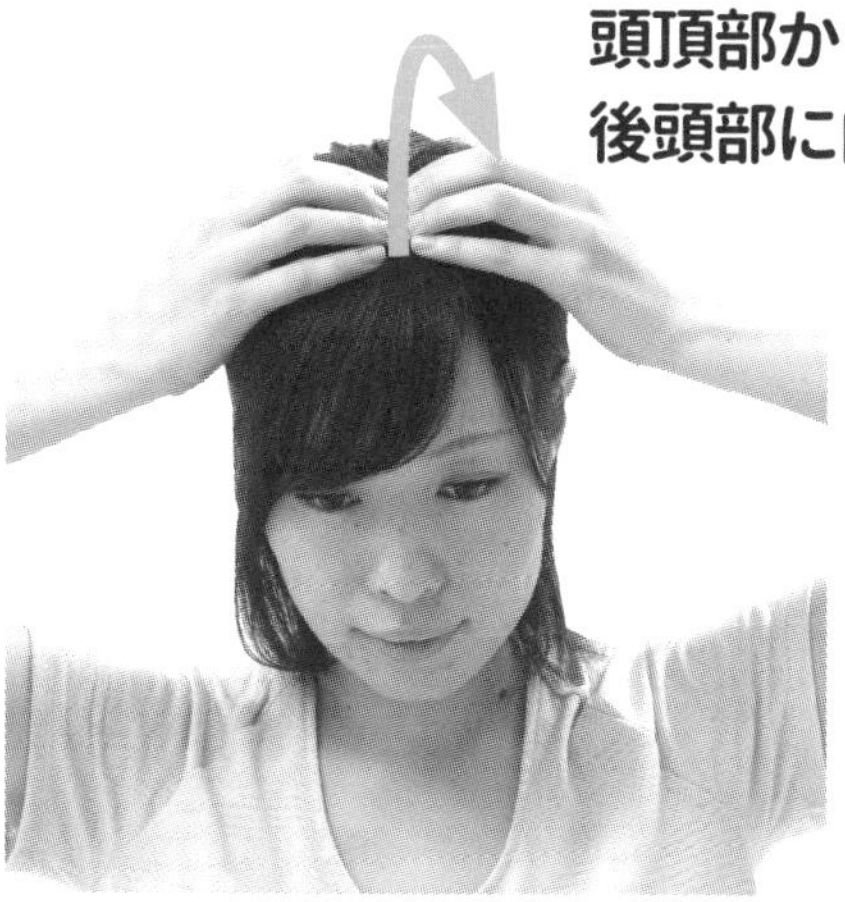

頭頂部から
後頭部に向けて

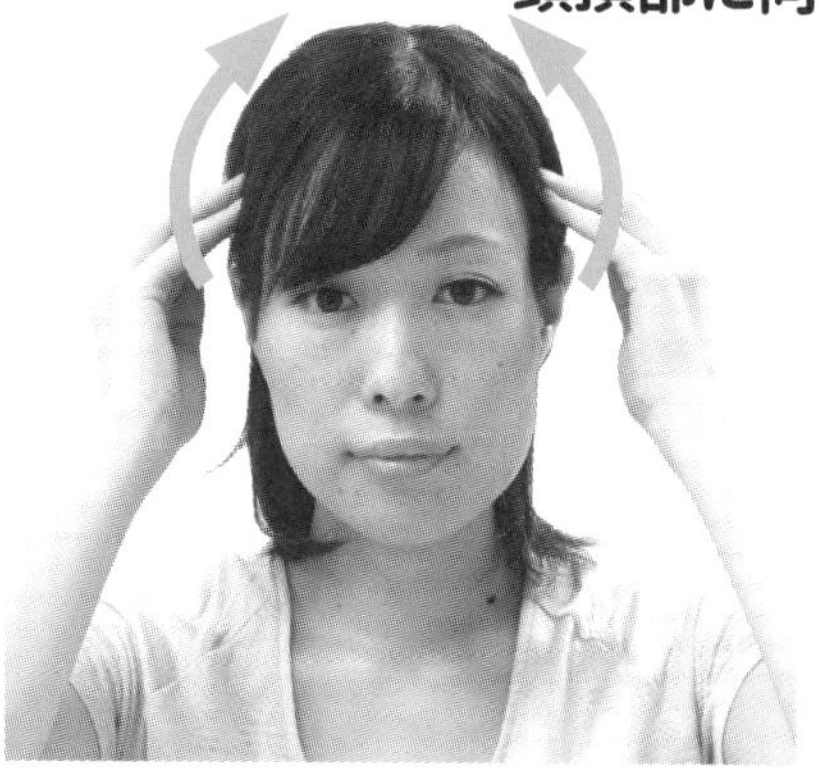

こめかみから
頭頂部に向けて

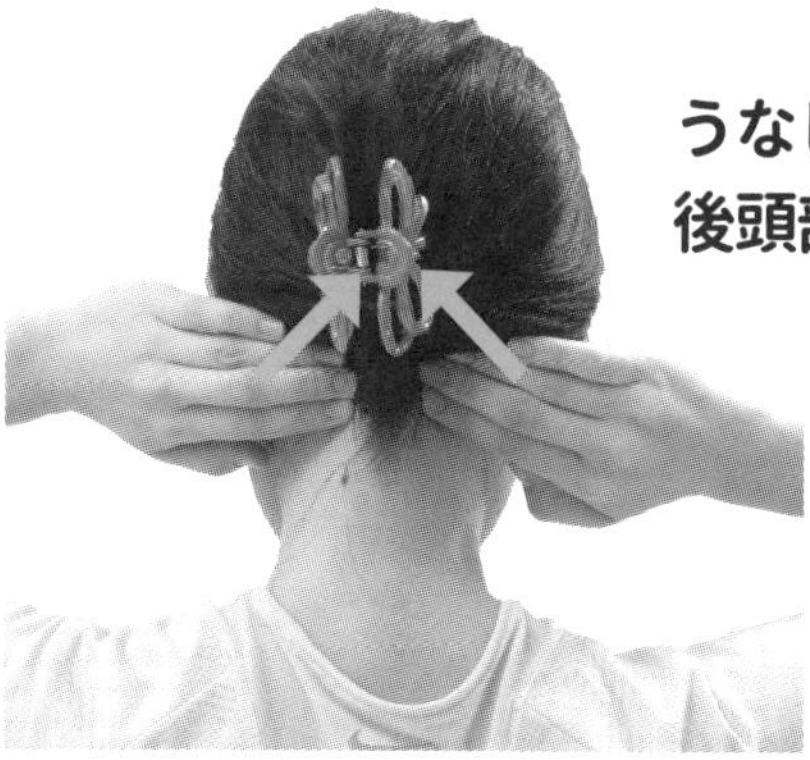

うなじ付近から
後頭部中央へ

各部位
[1分ずつ]

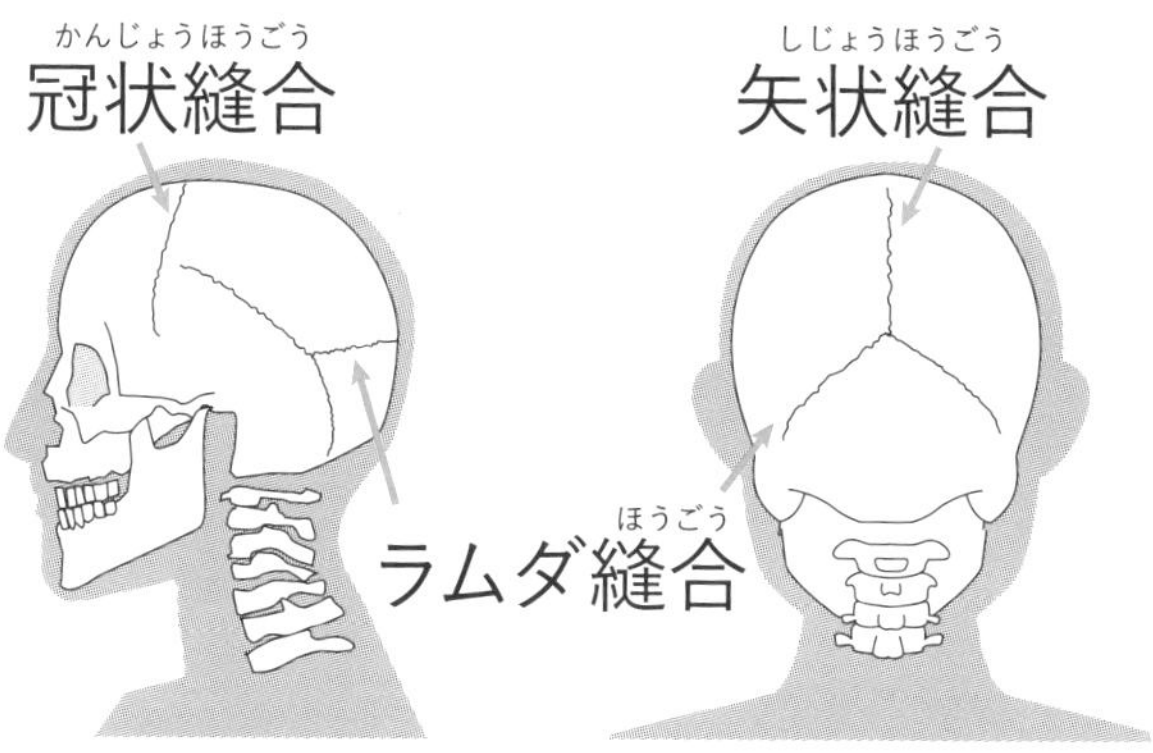

それぞれ、頭蓋骨にある線に沿って揉むと効果的です。

頭頂部→矢状縫合
側頭部→冠状縫合
後頭部→ラムダ縫合

慢性的な疲れ

生活する中で、エネルギーの大半を費やしているのが食べ物の消化活動です。ここで紹介する内臓を整えるストレッチのほか、「食事」「睡眠」も意識しましょう。

胸椎ひねりストレッチ

① 右腕を下にして横向きに寝る。両膝、両股関節を直角に曲げて、右手で下半身が動かないように膝をおさえる

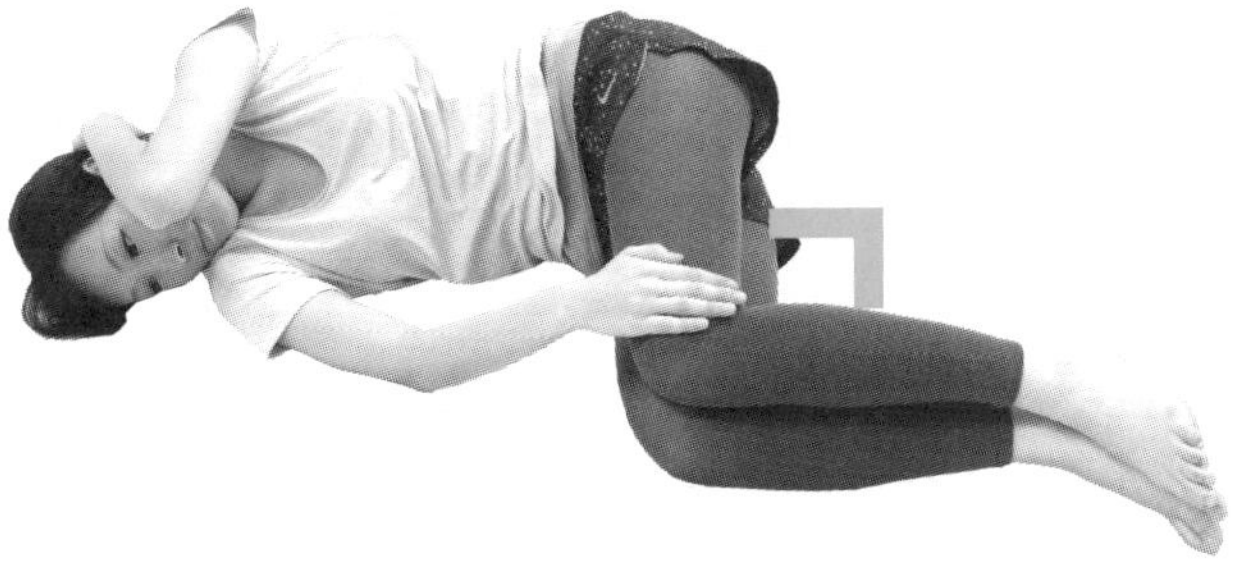

② 左手で頭の後ろを触り、上半身を開くようにひねる

［10秒］

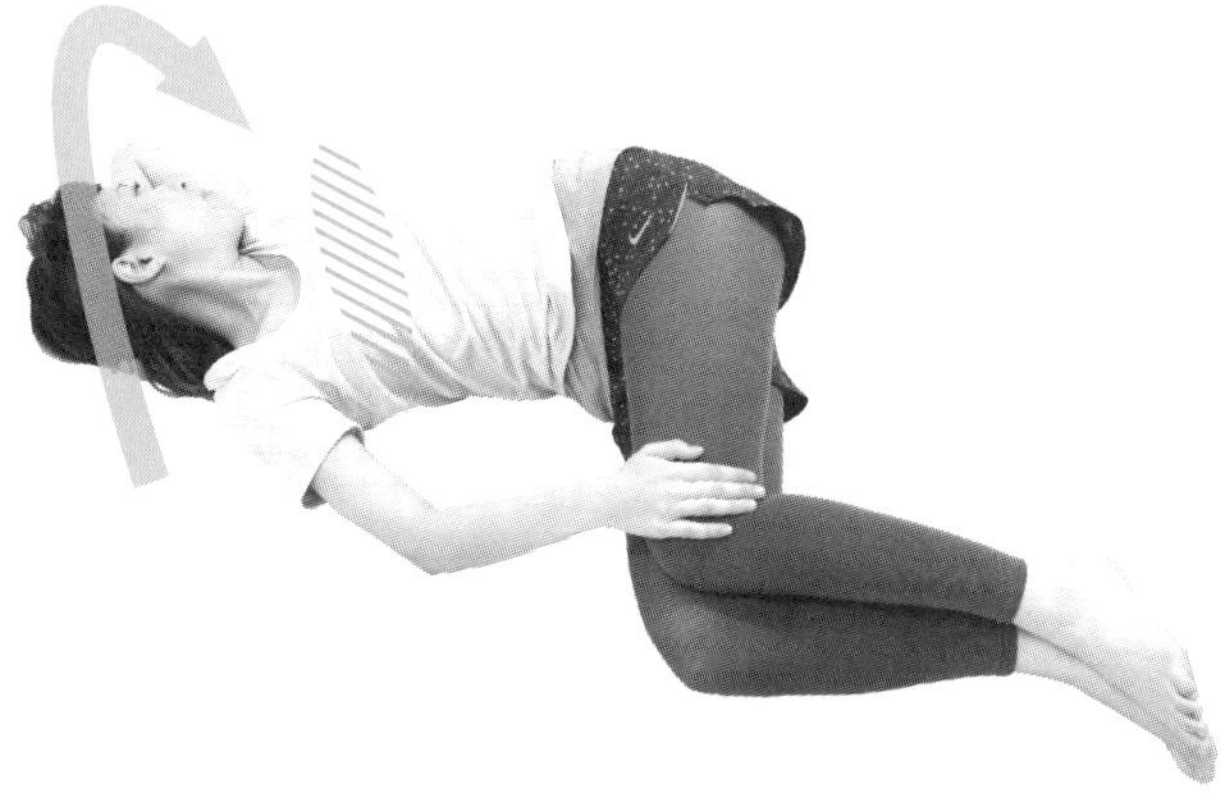

息を吐きながらひねるようにしましょう

③ これを5回繰り返す。反対側も同様に行う

胸椎のばしストレッチ

※ P42と同じ
ストレッチです

①　かかとを立てた正座の姿勢から、
膝は肩幅より広く開いて、
両手をバンザイにし体を前に倒す

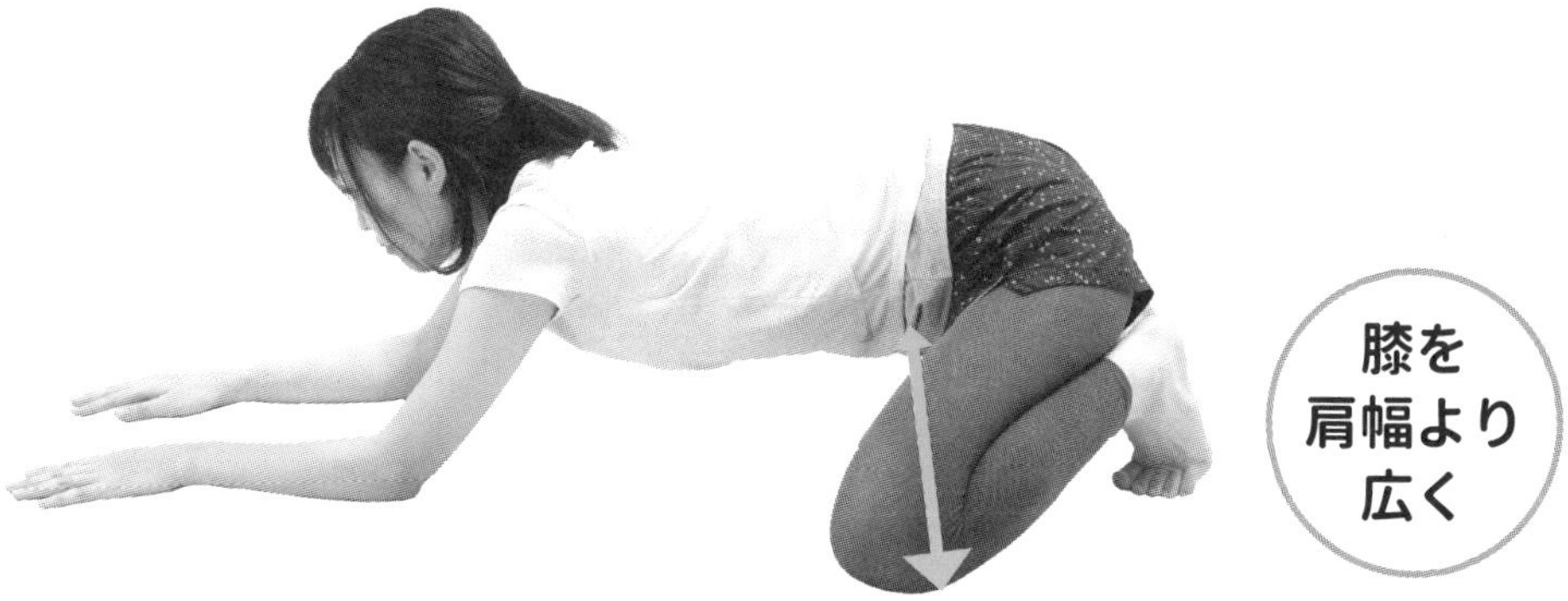

②　胸を床に近づけるようにし、
肩甲骨の間の背骨をのばす　[10 秒]

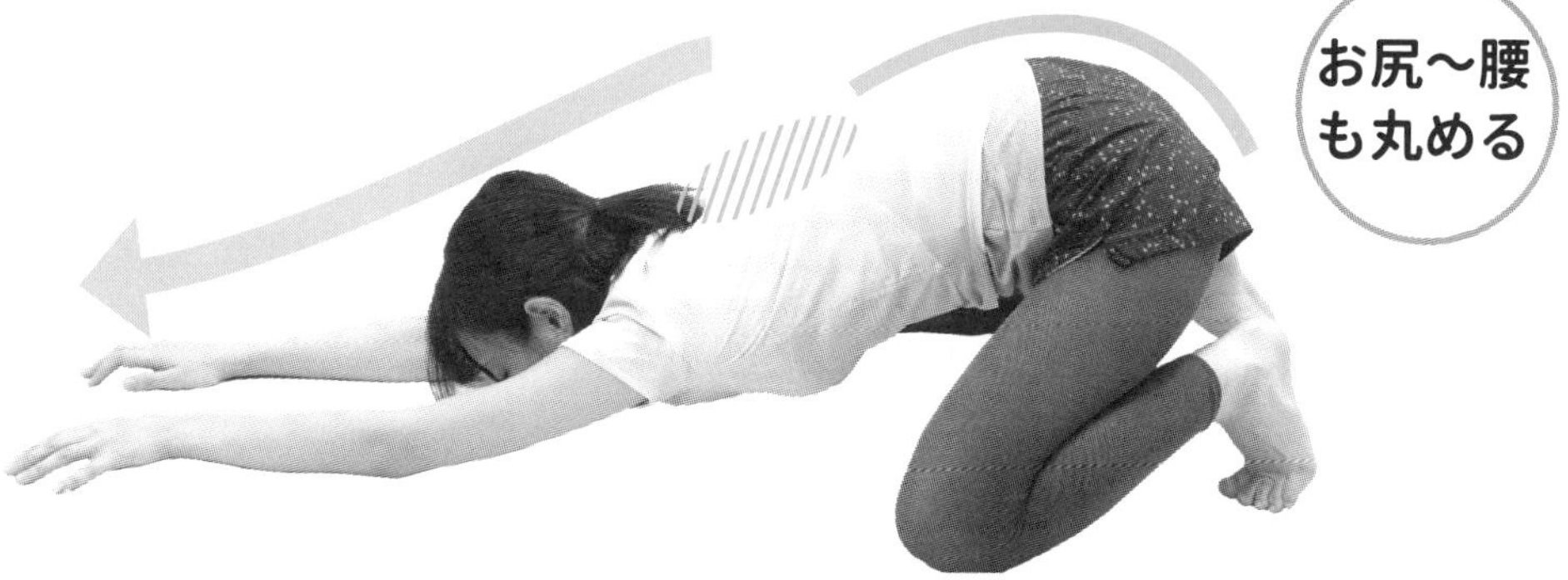

背骨がのびる感覚を得られればＯＫ

③　ゆっくり元に戻し、これを５回繰り返す

お尻のストレッチ（→ P32）も効果的です

コラム4　自律神経と腸の関係性

副交感神経は高すぎてもよくない

普段から患者さんと接していると「便秘で困っている」という人は多いです。男性で約33％、女性で約67％の割合で困っているという数字があります。

なぜ毎日食事をしているのにその分の内容物が均等に出ないのかというと、体の中で食べ物を消化、排泄《はいせつ》まで導く「腸」の動きに問題があるからです。**交感神経と副交感神経が一定のリズムとバランスで整っている状態が便秘解消の秘訣**と言えます。

副交感神経が優位になると腸の動きが活発になり便を移動させる働きが高まるのですが、**高まりすぎても腸の一部が過度に収縮し、通り道が狭くなる**ので便が出なくなります。

とはいえ、日本人の便秘の実に約3分の2は交感神経が優位になって腸の働きが弱くなることが原因といわれていますので、腸の動きを活発にする治療が必要となります。

私の経験則から、便秘の患者さんの多くに共通する特徴は**「腸の一部が硬いこと」**です。

P55～57のように、腸に対して**直接マッサージやストレッチを行うことで便が出るようになります**ので、ぜひ試してみてください。

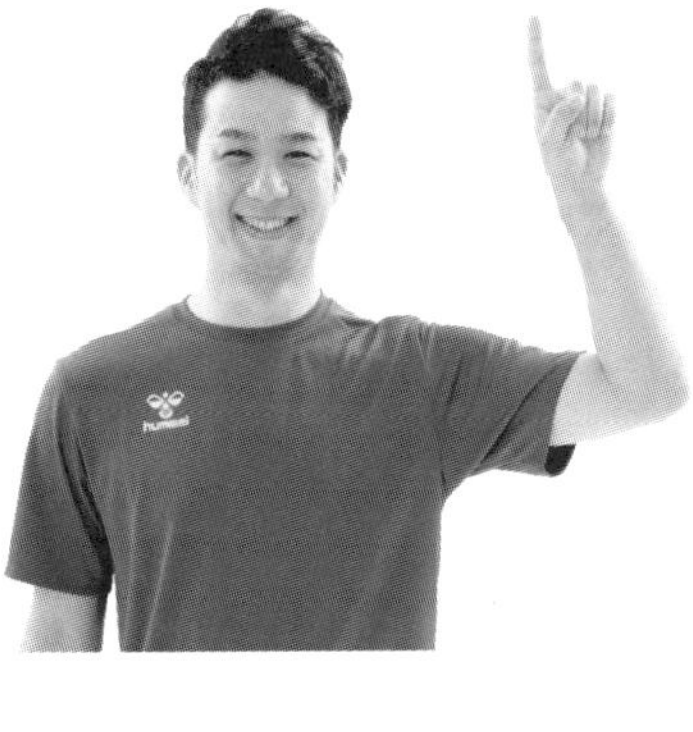

「3日以上便が出ない、または毎日便が出ても残便感がある状態」が便秘の症状として説明されることが多いです

5章

心を整えるセルフケア

自律神経のバランスチェック

心と自律神経のチェック

　ここからは、自律神経を整えるための「心」の整え方をご紹介していきます。

　心（ストレス）と体（姿勢）は自律神経と密接な関係にあるというのは、これまでに述べたとおりです。そこでまず、現在の**心の状態がどのように自律神経に影響しているのか**、チェックしてみましょう。

　自律神経は交感神経と副交感神経の両方とも高い状態が理想ですが、自分がどのくらいのバランスを保てているか把握できている人は少ないのではないでしょうか。

1　ポジティブ思考か ネガティブ思考か？

	交	副
いつも元気で心身ともにハツラツとしている	交+2	副+2
嫌なことがあっても我慢して進む	交+2	副+1
嫌なことがあっても気持ちを切り替えられる	交+1	副+2
漠然とした不安があり行動の意欲がわかない	交+0	副+0

2　生存（健康）の欲求は？
（健康や身の安全について）

	交	副
健康や身の安全に不安がなく充実している	交+2	副+2
健康や身の安全が脅かされイライラや気が滅入りがち	交+2	副+1
不安などは感じることもあるがさほど気にはしない	交+1	副+2
脅かされているが興味がなくやる気も出ない	交+0	副+0

3　愛・所属の欲求は？
（家族・パートナー・友人との関係）

	交	副
愛情を感じており心が満たされている	交+2	副+2
うまくいっていないと感じ不安やイライラがある	交+2	副+1
関係は良くも悪くもない	交+1	副+2
愛情を感じられず歩み寄る気にもなれない	交+0	副+0

4　力の欲求は？
（仕事での達成感・やりがい）

	交	副
仕事にやりがいを感じ仕事内容にも満足している	交+2	副+2
仕事に不安を感じやすいががむしゃらに取り組んでいる	交+2	副+1
仕事中よく眠気に襲われぼーっとしていることが多い	交+1	副+2
仕事へのやる気は特になく、身体も元気がない	交+0	副+0

現在の状態を知ることが適切なセルフケアへの第一歩となります。自律神経が乱れていると判定された場合でも、これまでに紹介したストレッチや本章の心のセルフケアを活用すれば次第に整うようになります。

まずはあなたの現在の自律神経の状態をチェックして、考え方を変えるコツをつかんでみてください。

【チェックのやり方】

- 質問は下記の10個です。
- 質問に対して、**4つの選択肢から現在の状態に最も近いものを選びます**。
- 選択肢に書かれた「交＋1」「副＋2」の**点数の通りに足していきます**。
- 交感神経と副交感神経それぞれの合計値で自律神経の状態をチェックします。

5　自由の欲求は？
（自分の意見や行動に制限があるか）

意見や行動を制限なく実行し大きな不満はない	交+2　副+2
意見や行動に制限がありストレスを感じる	交+2　副+1
意見はあるが行動に起こす気力がわかない	交+1　副+2
意見も行動も特になく現状のままでいいと思う	交+0　副+0

6　楽しみの欲求は？
（物事への興味や関心）

様々なことに興味を抱き実行することで満足を得やすい	交+2　副+2
興味を持ち行動するがなんだかしっくりこない	交+2　副+1
興味や関心は少なく今あるもので満足している	交+1　副+2
興味や関心はなく、得ようとする活力も特にわかない	交+0　副+0

7　睡眠の状況は？

すぐに入眠でき朝もすっきり目覚める	交+2　副+2
寝つきが悪い	交+2　副+1
ぐっすり眠っても昼間眠くなることが多い	交+1　副+2
寝つきが悪く起きても疲れが抜けない	交+0　副+0

8　食欲は？

朝・昼・晩でお腹がすきおいしく食べられる	交+2　副+2
何かに集中しているとお腹がすかない	交+2　副+1
お腹がすぐにすく	交+1　副+2
食欲がわかない、または食べるのが止められない	交+0　副+0

9　食べ物の消化具合は？

食後に胃もたれはしない	交+2　副+2
よく胃もたれをし、便やオナラの臭いがきつい	交+2　副+1
食べてもすぐお腹がすき便通も良い	交+1　副+2
食後に胃が痛むことがある	交+0　副+0

10　体温は？

ポカポカしていて手足に冷えを感じない	交+2　副+2
温かくすれば冷えはないがそうでないと冷えやすい	交+2　副+1
冷えはないがポカポカして眠くなりやすい	交+1　副+2
手足が常に冷えており顔色も悪い	交+0　副+0

←結果は次のページへ

あなたの自律神経の状態は……

交感神経　14点以上
副交感神経 14点以上

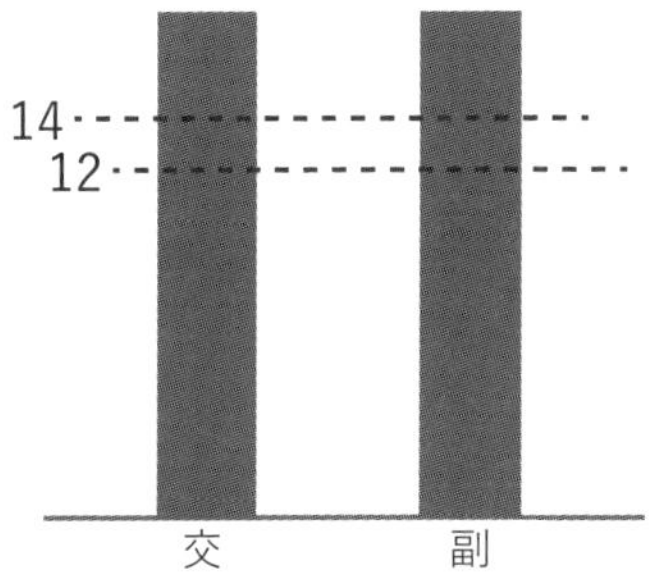

元気はつらつタイプ

一番いい状態です！

交感神経　14点以上
副交感神経 12点以下

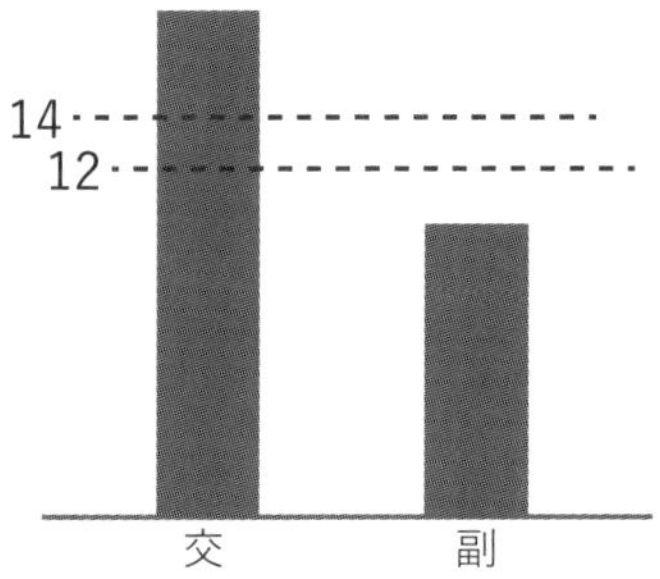

ストレスタイプ

ストレスを過敏に感じていませんか

交感神経　12点以下
副交感神経 14点以上

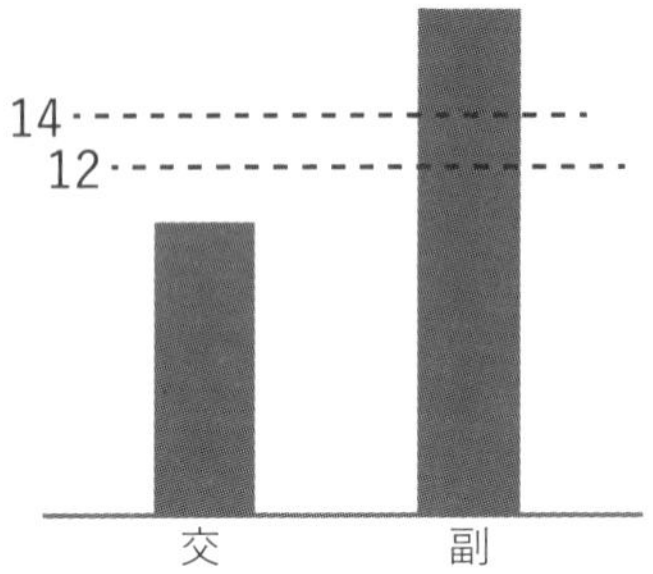

ゆったりタイプ

生活にハリを作るとさらに◎

交感神経　12点以下
副交感神経 12点以下

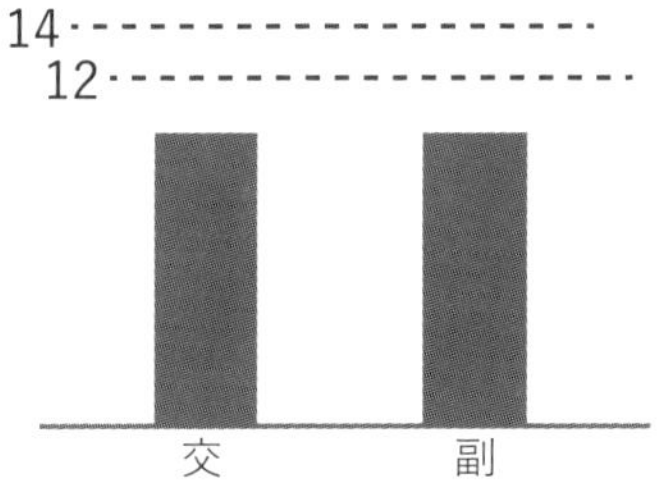

お疲れぐったりタイプ

身体と心の調子を整えていきましょう

考え方を変えれば自律神経は整う

　チェックテストの結果はいかがでしたか。自分がとるべき方法が見えてきたでしょうか。

　自律神経に命令を出している一番の司令塔は脳ですから、脳がストレスを感じると自律神経が乱れます。もう少し噛み砕くと、**「本能と理性のバランスが崩れる」ことがストレスの原因**です。

　脳のうち本能を司る「大脳辺縁《へんえん》系」と理性を司る「大脳新《しん》皮質《ひしつ》」の真下には自律神経の本拠地・視床下部があり、そこに理性と本能のギャップによって生じたストレスが伝わることで自律神経が乱れてしまうのです。

　しかし、社会生活を営むにあたっては、誰しもがある程度のストレスを抱えて生きることになります。

　つまり、**問題となるのは「過度**

脳と自律神経の乱れ

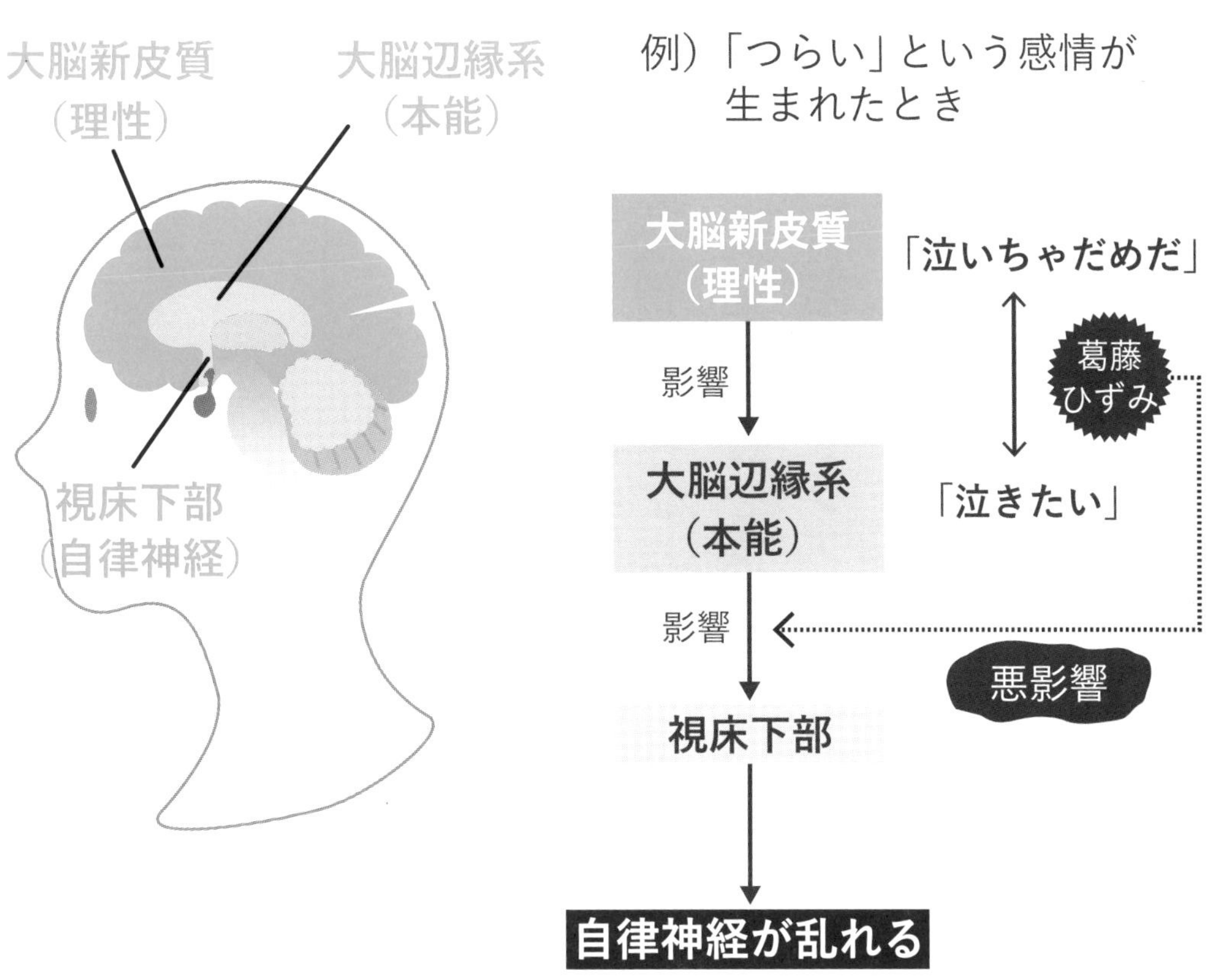

理性の幅を広げることで
理性と本能のギャップを小さくする

なストレスをどう軽減させていくか」ということです。それが「考え方」を変えるということです。

理性と本能のギャップを軽減させるには、**理性の幅を広げること**や物事の捉え方を変えて**判断に柔軟性を付けること**が必要になってきます。

そして一番重要なのが、「行動」に移すことです。物事の捉え方を変えたうえで、それを行動に移すことができれば本当の意味で効果が生まれます。行動が伴わなければ一時的な心のゆとりを得るにすぎず、根本的な解決にはなりません。

次のページから「心」の整え方、すなわち「物事を肯定的に捉える考え方」を手に入れるための6つのチャートを紹介します。これは脳科学や心理学に裏付けされた行動変容の順番になりますので、順番通りに取り組むことでより確かなものとして身につきます。

物事を肯定的に捉える考え方チャート

5章
心を整えるセルフケア

「考え方」を変える6つの方法

1 自分が大切にしている価値観を知る
2 自分の価値観を基に目標設定をする
3 現実の問題、困難を探る
4 目標と現実のギャップを肯定的に捉え、解決策を見出す
5 小さな一歩を踏み出す
6 行動を継続する

1 自分が大切にしている価値観を知る

自分の価値観がはっきりしていると**何が大事で何が大事でないか**という基準が分かるため、物事を選択する際の行動指針となります。

もう1つの利点として、自分の価値観をはっきりさせると「他者にも同じように価値観の基準がある」ことを認識できます。**まずは自分の価値観を知り、それを満たしてあげる**と、相手を知る心の余裕が生じます。

2 自分の価値観を基に目標設定をする

人間には生まれつき5つの欲求が備

わっています。「生存」「愛・所属」「力」「自由」「楽しみ」です。これらが**「こんなふうになったら心が満たされる」という状態**を思い描いてみてください。理想の体調、人間関係、欲しい物、得たい収入、理想の人間性、生き方、価値観、哲学などを指します。

制限をかけず、自分の価値観に沿った心から湧き出る動機を目標に据えることが重要です。

3 現実の問題・困難を探る

残念ながら、現実社会は全てが全て思い通りにはいきません。今の時点で理想の目標と現実に差がないならば、それはもはや目標が達成された状態です。

ここでは**実際に何をストレスと感じているか**を挙げて、その問題点や困難は何なのかを洗い出してみます。

4 目標と現実のギャップを肯定的に捉え、解決策を見出す

私は理学療法士として患者さんと接するとき、じっくり話をしながら「今の困っている症状は良くなるんだ」という内的な気づきを促しています。誰にでも目標までに壁はあるものですが、**今ある「事実」をどのように解釈するか**で、その後の行動は全く違うものになります。

5 小さな一歩を踏み出す

問題に対する肯定的な解決策を考えたら、まずは**どんなに小さな一歩でもいいのでとにかく行動に移しましょう**。「3年後に新しい車が欲しい」のであれば、まず現在の貯金を把握し、「毎月5万円貯める」という段階的な目標を決め、そのために「付き合いの飲み会を減らそう」という行動に踏み出せます。

6 行動を継続する

まずは**3週間の継続**をめざしましょう。行動を継続するポイントは、「目標への楽しい強いイメージを持つこと」と「自分を褒めてあげること」です。

また、目標に対して行動が伴わないことそのものがストレスになってしまうときは、自分の行動を客観的に振り返り、**「できている小さなこと」に目を向けます**。その行動で自分の求める姿に近づけているのだと褒めてあげてください。幸せな気分になることで、活力が生まれます。「しまった」と思うことが起きても「肯定的な物事の解釈」の力を使って健やかな心でいることを心がけてみましょう。

おわりに

私が本書を書くにあたって込めた一番の願いは、皆さんの心と体にポジティブな変化をもたらすことができるかどうかにあります。よって本書で自律神経を語るうえでの大筋のテーマも「健やかな心と健やかな体」をどう作っていくかとなっています。

人生を歩む中で誰しもが幸せになりたいと願っていますし、私も誰しもが幸せになれることが最高だと思いながら、毎日患者さん、取引先の方、家族、友人、ご縁がある皆さまと接しています。

人生で辛いことや苦しいことは山ほどありますし、人によっては「人生のほとんどがそうだよ！」という人もいるかもしれません。その中で自信をなくしてしまった人もいるかもしれません。

同じ出来事が起きたとしても、人によって反応が違います。それは性格であったり、生い立ち、環境に依存する価値観と捉え方が大きいと私は考えています。これは悪いことではなく、むしろそうであるのが当たり前です。それが人生であり人間臭く生きるということなんだと思います。地球上には約70億人の人がいて1人も同じ人はいません。

つまり、今の姿が皆さんにとっての正解であり間違いではないのです。

今の自分が周りのあらゆる状況をネガティブに感じてしまったり、体に不調があったりしても、心の底では自分の価値観を満たしてくれる幸せな感情を味わいたいと願うのが人間です。

そのために必要なのが、健やかな体であり健やかな心であると言えます。そしてそれは、自律神経とまさに表裏一体です。

本書では、私が理学療法士として培ってきた経験や知識を用いて、自律神経を整えることを通じて皆さんの人生がより豊かになるための「体の整え方」「心の整え方」をお伝えさせていただきました。

自律神経は自分でコントロールできます。自律神経が整っている、良い状態にあるということは、「心と体」も整っているということになります。自律神経のメカニズムと人生という大きなテーマを重ね合わせた時に、この考えは必ず役に立つという確信があります。大袈裟ではなく全てに関わることなのです。

本書を通して、そのエッセンスが皆さまの中で種となり、より良い一瞬、より良い毎日、より良い人生、そしてより良い自律神経の状態が作られれば嬉しく思います。

最後に、私は「ご自身の境遇や環境、体のことで悩み、困っている人の助けになる」、この思い1つで医療業界に入り、今まで1万回以上も患者さんと向き合ってきました。理学療法士という職業に誇りを持つと同時に、本書が皆さんの心と体に健やかな変化をもたらし、より幸せな人生の一部になってくれるのであれば本望に思います。そして、産まれてくる子ども「健心」にこの本を捧げます。

2022年4月　理学療法士　柿澤健太郎

【著者】

柿澤健太郎（かきざわ・けんたろう）

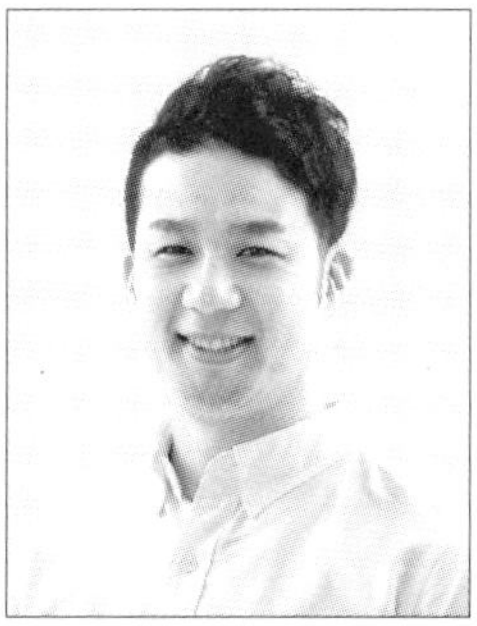

2009 年、理学療法士免許取得。 整形外科病院、訪問リハビリ、心身障がい者施設にて延べ 1 万回以上の施術経験を有する。
2015 年、「日本の技術は世界で通用するか？」を証明するべく、世界 20 カ国 500 人以上に施術し各国で効果を示し帰国。培った経験と知識をもとに、1 人 1 人の状態に合った原因追究や、自律神経の観点から不調を解消する施術を展開。
現在は培った体の知識とケアの仕方を企業の健康経営サービスとして広めるべく合同会社 Spotlight を創業。社内でのヘルスケアセミナー、商品監修、開発を多く手掛ける。
著書『たった 1 分で首・肩・腰がスーッと楽になる すごい体伸ばし』『めちゃ硬さんのための誰でも柔らかくなるストレッチ（監修）』（ともに彩図社）

【著者問い合わせ先】
kakizawa@pt-spotlight.com

【協力】
モデル：家泉美希　　撮影：神取知華子

ビジュアル版　自律神経の整え方

2022 年 5 月 11 日第一刷

著　者　　柿澤健太郎

発行人　　山田有司

発行所　　株式会社　彩図社
東京都豊島区南大塚 3-24-4
ＭＴビル　〒 170-0005
TEL：03-5985-8213　FAX：03-5985-8224

印刷所　　シナノ印刷株式会社

URL：https://www.saiz.co.jp
https://twitter.com/saiz_sha

ISBN978-4-8013-0598-4 C0047

※本書は、2018 年 12 月に小社より刊行された『心と体がらくになる　自律神経の整え方』をもとに再編集したものです。